ÉTUDES CLINIQUES

SUR LES MALADIES TRAITÉES

AUX

EAUX MINÉRALES

DE

VITTEL

(VOSGES)

Par le Docteur J. PATÉZON

MÉDECIN INSPECTEUR, LAURÉAT DE L'ACADÉMIE DE MÉDECINE
MEMBRE DE LA SOCIÉTÉ D'HYDROLOGIE MÉDICALE DE PARIS
ET DE PLUSIEURS AUTRES SOCIÉTÉS SAVANTES.

Ouvrage faisant suite à :

VITTEL (VOSGES), SES EAUX MINÉRALES

PAR LE MÊME AUTEUR.

PARIS

ADRIEN DELAHAYE, LIBRAIRE-ÉDITEUR

Place de l'École de Médecine, 23

1862

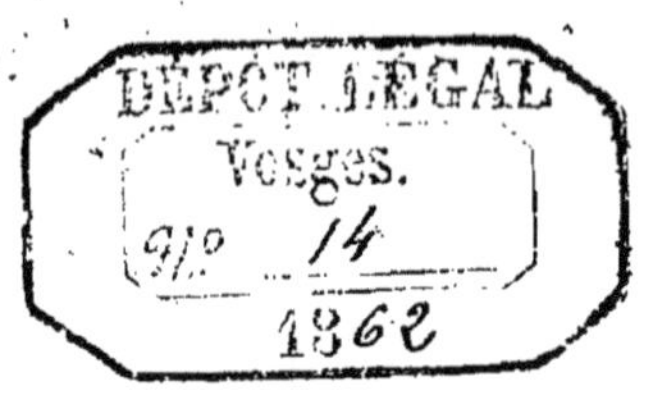

ÉTUDES CLINIQUES

SUR LES MALADIES TRAITÉES

AUX

EAUX MINÉRALES

DE

VITTEL

(VOSGES).

ÉTUDES CLINIQUES

SUR LES MALADIES TRAITÉES

AUX

EAUX MINÉRALES

DE

VITTEL

(VOSGES),

Par le Docteur J. PATÉZON,

MÉDECIN INSPECTEUR, LAURÉAT DE L'ACADÉMIE DE MÉDECINE,
MEMBRE DE LA SOCIÉTÉ D'HYDROLOGIE MÉDICALE DE PARIS
ET DE PLUSIEURS AUTRES SOCIÉTÉS SAVANTES.

Ouvrage faisant suite à :

VITTEL (VOSGES), SES EAUX MINÉRALES,

PAR LE MÊME AUTEUR.

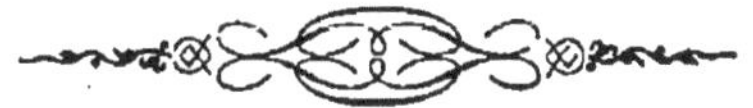

PARIS,

ADRIEN DELAHAYE, LIBRAIRE-ÉDITEUR,

Place de l'École de Médecine, 23.

1862.

Mirecourt, Imp. et Stér. Humbert.

PRÉFACE.

J'ai publié en 1859 sur Vittel, un livre que j'annonçais, dans mon avant-propos, n'être que le tome 1er d'une série de travaux et de publications sur les Eaux minérales de cette intéressante localité.

J'ai compris l'ensemble de cette question très-complexe de la manière suivante : Coup-d'œil général sur Vittel et les ressources thérapeutiques du groupe hydro-minéral qui l'alimente. — Donner une idée de l'aspect et de la marche des maladies au traitement desquelles nos Eaux sont applicables. — Chercher à saisir le mode d'action de l'eau dans son ensemble et dans ses divers éléments. — Exemples de plusieurs variétés de maladies traitées avec succès à Vittel. — Hygiène.

Je crois avoir réussi à remplir ce programme dans le livre auquel je viens de faire allusion, les témoignages de bienveillance que j'ai reçus à cet égard m'ont récompensé de mes efforts. Je ne pouvais qu'être sobre d'observations, d'abord parce qu'en les multipliant, je m'exposais à dépasser de beaucoup les limites d'une simple monographie d'une station hydro-minérale ; en second lieu, je désirais ne publier que des faits complets, afin de donner une idée de la manière dont je comprends l'observation médicale.

La seconde partie sera conçue dans un esprit un peu différent, quoique faisant suite à la première. Si la première laisse à la partie didactique ou théorique une place assez notable, elle la cédera ici à la clinique ; peu de raisonnement, beaucoup de faits. Je n'offre pas dans ce volume moins de 150 observations

renfermant toutes des détails suffisants pour caracté-
riser la maladie et faire comprendre quelle a été
l'action de l'eau dans chaque cas spécial.

Je signale les améliorations introduites dans l'établissement, entr'autres la construction d'un vaste hôtel qui permettra aux malades de boire leur eau presque sans sortir de chez eux, et l'augmentation du nombre de cabinets de bains.

Certains renseignements concernant les propriétés
physiques, chimiques, et physiologiques de l'eau ne
pouvaient être passés sous silence, pas plus que certains conseils touchant l'Hygiène, ce bouclier si souvent dédaigné de la santé publique et privée.

Cette étude comprendra des groupes variés de maladies; j'accumulerai le plus de faits qu'il me sera
possible, ils parlent plus à l'esprit que les plus beaux
raisonnements.

Je considère l'étude des Eaux minérales comme
une enquête permanente qui recueille tous les témoignages, les accepte sous bénéfice d'inventaire, les
contrôle, les classe, en tire les déductions utiles à
la pratique, et en fait l'application à chaque cas particulier, le tout au profit des malades.

C'est pourquoi je considère mon œuvre comme
loin d'être terminée par la présente publication. L'enquête est ouverte, je recueille des documents, et je
les publierai dès qu'ils me paraîtront par leur nombre ou par leur poids susceptibles de quelqu'utile
application.

C'est dire que le travail que j'ai entrepris menace
de ne pas avoir de fin.

Le soin que j'ai mis à éviter les banalités, le scrupule que j'ai apporté à offrir au lecteur les cas nuls
tout aussi bien que les cas favorables me permettent
de revendiquer pour mon petit livre une place hono-
rable parmi les travaux sinon brillants, du moins sin-
cères et consciencieux.

ÉTUDES CLINIQUES

SUR LES MALADIES TRAITÉES

AUX

EAUX MINÉRALES

DE

VITTEL

(VOSGES).

CHAPITRE PREMIER.

Renseignements généraux.

VITTEL èst un chef-lieu de canton du département des Vosges, de l'arrondissement de Mirecourt, distant de cette dernière ville de 20 kilomètres, à portée du chemin de fer de l'Est par son embranchement qui passe à Charmes.

Sa population est de 1,400 âmes.

L'agriculture occupe les hommes, et la fabrication de la dentelle les femmes et les jeunes filles. Le pays est sain, les promenades faciles et variées.

L'établissement hydro-minéral est situé à 500 mètres du village, il se compose d'une longue galerie fermée qui sert de promenoir aux buveurs pendant les mauvais temps; d'un salon commun, chauffé, où l'on trouve des journaux et des jeux; d'un cabinet de lecture; d'appareils complets de bains et de douches de directions et de calibres différents.

Les trois sources principales sont à la portée de la galerie ; une d'entre elles est même renfermée dans un pavillon qui la termine à l'une de ses extrémités (*).

Le propriétaire, M. Bouloumié, a apporté dans l'aménagement des sources et dans la disposition des bâtiments, une intelligence et un goût qui lui ont valu les éloges des ingénieurs, des hydrologues et de toutes les personnes compétentes qui ont visité l'établissement. Ailleurs on peut trouver plus de luxe ; nulle part, pas même en Allemagne, plus de commodité, plus de confortable et une meilleure entente des besoins du malade, et des exigences d'un traitement.

L'eau s'emploie en boisson, en bains, en douches.

Prise à l'intérieur, la dose en est assez variable ; toutefois, nous n'en avons jamais ordonné une quantité exagérée.

Aucun estomac ne s'est montré jusqu'ici réfractaire à l'eau ; pourtant l'on comprend que chez certaines personnes débiles dont les fonctions gastriques sont profondément et depuis longtemps altérées, il faut procéder avec prudence ; mais une fois que les premières doses ont été tolérées, la progression quantitative peut être assez rapide sans dépasser cependant un maximum de seize verres ; dans les derniers jours de la cure, la quantité doit diminuer dans la même progression qu'elle a augmenté, pour arriver, la veille du départ, à 4 ou 5 verres seulement.

Dans la cure hydro-minérale par les sources purgative et ferrugineuse, nous avons l'habitude d'employer préalablement l'eau de la Grande Source ; cette méthode qui a pour but de modifier tout d'abord les fonctions de la muqueuse gastrique, donne le branle à l'amélioration et prépare la tolérance des autres sources. Nous nous sommes toujours très-bien trouvé de cette petite précaution.

La promenade, quelques jeux où l'on s'exerce sans se fatiguer occupent avec l'eau à boire, les bains et les

(*) A quelques mètres de l'Etablissement et sur un petit coteau s'élève un magnifique hôtel, sur lequel on trouvera des renseignements spéciaux à la fin du volume.

douches, quand il y a lieu, la matinée du buveur. Il se passe habituellement un quart d'heure entre chaque verre, mais quand l'estomac semble mettre quelque lenteur à digérer, on laisse s'écouler un temps un peu plus long avant de boire le verre suivant.

L'eau doit être bue immédiatement après avoir été puisée, sous peine de voir disparaître une partie du gaz acide carbonique qui contribue si puissamment à sa digestibilité; dans les cas pourtant où le gaz acide carbonique pourrait avoir quelqu'inconvénient, ou puisera le verre un quart d'heure ou une demi-heure avant de le boire. S'il n'est pas possible de venir à la source, quand par exemple les symptômes sont assez graves pour ne pas permettre de quitter le lit ou la chambre, chaque verre doit provenir d'une bouteille bien bouchée. Quand il sera nécessaire de couper l'eau avec quelqu'autre liquide, ce liquide devra toujours être froid et ne sera employé qu'avec la plus grande parcimonie : au surplus, nous n'avons pas encore eu l'occasion de recourir à ce moyen. Fractionner les verres, ne prescrire l'eau qu'à très-petites doses à la fois, nous a toujours suffi pour la faire tolérer et pour produire les résultats que nous attendions de son emploi.

Il n'est plus guère d'usage de soumettre les malades à un traitement préparatoire; la saignée, les évacuations intestinales ne se trouvent pas souvent indiquées chez des individus débilités par leur maladie, la souffrance, par une diète longue et sévère, par quelques opérations chirurgicales, par le peu d'aptitude de leurs fonctions gastriques à la digestion.

La menstruation ne contr'indique pas précisément l'usage de l'eau en boisson, elle exige simplement une prudence plus grande et une diminution dans la quantité d'eau à boire; les bains et les douches n'auront pas toujours besoin non plus d'être suspendus.

La grossesse qui suit normalement sa marche ne fait pas sortir une femme des conditions ordinaires que lui crée la maladie pour laquelle les eaux sont indiquées.

1.

Saison.

On peut faire usage des eaux à la source du 1er juin à la fin de septembre, mais quand les chaleurs débutent de bonne heure, on pourra devancer la saison d'une quinzaine de jours. Les buveurs qui ne peuvent disposer que du temps d'une saison ordinaire, c'est-à-dire de 20 à 25 jours, ceux par exemple qui viennent boire pour consolider une guérison ou se mettre à l'abri de récidives de graviers, de calculs, de catarrhes et pour lesquels un plus long temps n'est guère nécessaire, ne mettent pas d'intervalle entre les différentes périodes de leur traitement, qui se compose :

1o D'un temps d'augmentation dans la quantité de boisson ingérée ;

2o D'un temps de persistance dans l'emploi de l'eau à la dose la plus élevée qui doit leur être prescrite ;

3o D'un temps de diminution.

Tous ces temps se suivent sans interruption. Mais si la maladie exige un traitement hydro-minéral plus long, si le malade veut bien se soumettre à rester le temps nécessaire, il faudra mettre quelqu'intervalle entre chaque période de 10 ou 12 jours, suspendre tout traitement pendant une huitaine de jours au milieu présumé de la saison, et ne faire usage de l'eau, pendant ce temps d'arrêt, qu'aux repas seulement.

Au reste, la combinaison de ces diverses périodes ne peut guère être laissée à la disposition du malade lui-même, un homme de l'art doit nécessairement intervenir ; car il s'agit ici des cas graves qui demandent beaucoup de soins et un long traitement.

Quel que soit le bénéfice curatif que l'on emporte de la source, on ne doit jamais discontinuer brusquement l'usage de l'eau. Chaque malade en boira après être rentré chez lui. Cette méthode ne doit pas être négligée surtout dans le temps qui suit de plus près la saison passée, et celui qui précède la saison à venir.

Ces remarques font pressentir que si l'usage continu de
l'eau pendant un certain temps est de rigueur, plusieurs
saisons de suite sont aussi d'une incontestable utilité; ce
ne sont pas des maladies telles que la goutte, la gravelle,
les catarrhes vésicaux qui peuvent disparaître radicalement en une vingtaine de jours; une première saison les
améliore, mais il est rare qu'elle les guérisse.

L'eau de Vittel transportée conserve toutes les propriétés qu'elle possède à la source; c'est une qualité qui
lui est unanimement reconnue par tous les praticiens qui
ont eu occasion de la prescrire.

En recommandant l'usage de l'eau à distance, je dois
faire observer quelles modifications on apportera dans son
emploi. Il n'est pas nécessaire d'en boire une grande
quantité. A la source, l'on traite et l'on améliore la maladie; à distance, on entretient l'amélioration, six à huit
verres suffiront le matin à jeun, en se promenant; un peu
plus tard on diminuera cette dose qui ira en décroissant
à mesure qu'on s'éloignera du temps de la saison; on en
reprendra ensuite la même quantité, mais en suivant une
marche inverse comme préparation à la saison suivante.
On en fera usage aux repas.

Bains.

Si l'eau en boisson constitue, il est vrai, la partie fon-
damentale du traitement, les bains et les douches ne sont
cependant pas des accessoires indifférents.

Les bains tempérés nous servent généralement dans
tous les cas où nous voulons obtenir une sédation, soit du
système nerveux, soit de certains phénomènes inflammatoires qui indiquent la présence de corps étrangers dans
les reins et la vessie avec retentissement douloureux dans
les uretères, le bas ventre, etc., etc.

C'est de plus un adjuvant à l'introduction de l'eau dans
l'économie, car il est démontré que l'absorption dans un
bain tempéré, peut s'élever jusqu'à un kilogr. et demi de
liquide, qui pénétrant par la surface tégumentaire, soulage
d'autant l'estomac.

Douches.

A des graveleux tourmentés par des sables ou des graviers dans les reins, M. Mamelet recommande des courses en voiture dans le but de hâter la rupture des adhérences qui retiennent ces corps étrangers, et les précipiter plus rapidement dans la vessie; ce procédé nous a toujours paru beaucoup trop violent; nous arrivons à un résultat bien plus satisfaisant au moyen de la douche dont la projection énergique, produite par une colonne d'eau de sept mètres de hauteur, peut être modérée et modifiée à volonté dans son volume et sa force d'impulsion. Aussi, une chûte d'eau minérale de cette énergie nous rend tous les jours plus d'un service dans les cas appropriés.

S'agit-il de stimuler par un moyen mécanique l'activité de la circulation cutanée, une douche en arrosoir fin, d'une durée de quelques minutes avec l'eau à diverses températures, puis la réaction naturelle qui en suit l'emploi, nous conduisent à notre but facilement et avec rapidité. Avec un jet plus volumineux, une température différente, un temps d'action plus long, nous agissons sur les parties plus profondes et portons dans le système musculaire une plus vive excitation.

Il est possible aussi d'apporter, par ce moyen, certaines modifications dans la trame moléculaire des organes ligamenteux et dans la circulation des glandes, de même qu'on peut provoquer d'énergiques dérivations au loin ou dans le voisinage d'un organe souffrant. La douche, cet auxiliaire puissant qui demande tant d'attention et de prudence dans son emploi, nous pouvons la considérer, et à plus d'un titre, comme indispensable dans les maladies qui sont du ressort de nos Eaux.

Dans les cas où la contractilité des sphincters de l'anus et de la vessie a perdu de sa puissance, quand l'excrétion des matières fécales et de l'urine est devenue difficile ou impossible, l'eau poussée sous diverses formes par des ajutages appropriés, va réveiller l'énergie des organes paresseux ou rendre la vie aux fibres paralysées.

A une température élevée, les douches deviennent congestives ; car dans l'emploi de l'eau minérale sous cette forme, il y a moins à tenir compte des éléments qu'elle renferme que de la forme, de la température, de la force et de la durée de la douche. Elles trouvent leur emploi comme douches ascendantes dans les congestions du cerveau et de la moëlle, à titre de dérivatif puissant.

Sous leur influence, les vaisseaux hémorrhoïdaires se développent et fluent ; cette congestion rectale a souvent une heureuse influence sur les *embarras encéphaliques* et les *obstructions abdominales*.

Dirigées dans le vagin, elles vont agir sur les engorgements atoniques du col de l'utérus, sur la muqueuse avec laquelle l'eau est en contact, et dont elle modifie et éteint les habitudes catarrhales.

Emploi topique.

Ce que nous venons de dire de l'emploi de notre eau dans les catarrhes des voies génitales chez la femme, n'est qu'une de ses applications topiques. Son usage est parfaitement légitimé dans les affections muqueuses ou glandulaires des yeux ; des lotions très-fréquemment répétées modifient heureusement les flux muqueux de la conjonctive oculaire. Des injections multipliées dans le conduit auditif, dans le canal de l'urètre, dans le rectum, le vagin, sont des adjuvants dans le traitement anti-catarrhal de ces organes.

CHAPITRE II.

§ 1.

Il y a grandement lieu de s'étonner, que dans un espace de terrain de quelques mètres carrés, viennent sourdre des masses d'eau minérale aussi considérables et aussi variées que celles que l'on rencontre à l'établissement de Vittel. On n'y compte pas moins en effet de quatorze à quinze sources minérales, et de plus, une fort belle fontaine d'eau ordinaire. Toutes sont intéressantes à titres divers, et ont été analysées sur place avec les plus grands soins par M. Ossian Henry; c'est le résultat de ses recherches que nous allons faire connaître. Les résultats analytiques ont permis de grouper en trois catégories distinctes, les émergences diverses dont le volume total et invariable n'est pas inférieur à 300 litres par minute, soit 4,320 hectolitres par jour. Ces trois groupes sont des plus importants en hydrologie minérale, comme il est facile de s'en convaincre d'après l'énumération suivante :

1° *Eau Ferro-magnésienne.* — *Sulfatée mixte.* — *Diurétique.*

2° *Eau magnésienne calcaire.* — *Purgative.*

3° *Eau ferrugineuse bicarbonatée.* — *Tonique.*

Une telle quantité ne pouvait être utilisée que partiellement; cependant, toutes ont été captées, mais on n'a procédé à l'aménagement que de quelques-unes. On a fait choix des plus abondantes qui se sont trouvées en même temps les plus fortement minéralisées.

Toutes ces sources ont une commune origine ; leur différence de minéralisation tient tout simplement à la non identité des terrains qu'elles traversent pour arriver à leur point d'émergence. Elles sortent de terre à 800 mètres du centre du village, à 300 mètres au plus de l'une de ses extrémités, au pied et sur le flanc oriental d'un mamelon de terres arables.

Une vallée magnifique et des plus pittoresques, large et longue comme on en trouve peu dans les pays montagneux, orientée du Nord au Midi, permet par son évasement la circulation de l'air auquel elle ouvre sa large enceinte qu'un courant continu et modéré balaie, nettoie et assainit. Pas d'humidité, pas de ces brouillards, de ces vapeurs épaisses et condensées qui laissent sur les vêtements, le soir, au coucher du soleil, les traces de leur rhumatismale et malsaine influence.

Ce vaste paysage a pour horizon des hauteurs boisées, le village caché dans les arbres, de riants côteaux de vignes, et pour tapis une immense prairie.

Le petit Vair, grossi dans Vittel même par le ruisseau de Lignéville, coule du Sud au Nord ; au fond de la vallée, il se réunit au grand Vair aux pieds de Saint-Remimont, pour aller de là verser son tribut dans la Meuse, non loin du patriotique village de Domremy-la-Pucelle.

L'attitude du point d'émergence des sources, autrefois appelées, Fontaine de Gérémois, est cotée sur la carte de l'Etat-Major 336 mètres au-dessus du niveau de la mer. Aussi, à quelques kilomètres de Vittel, une chaîne de montagnes se dirigeant du Nord-Est au Sud-Ouest, (monts de la Moselle et de la Meuse), avec un embranchement perpendiculaire allant gagner le ballon d'Alsace, est assez élevée pour servir de point de partage, non-seulement aux eaux de ces deux rivières qui coulent dans le même sens, mais encore aux eaux de la mer du Nord et de la Méditerranée. En effet, tandis que tous les cours d'eau prenant leur source à l'Ouest de ces montagnes se dirigent vers la Meuse qui prend elle-même son origine suivant la même orientation, ceux de l'Est sont tributaires de la Moselle par le Madon, et ceux du Sud et du Sud-Est affluent à la Saône, dont la source est fort peu éloignée.

Ce pays partage les conditions géographiques du plateau de Langres, un des plus élevés de la France.

Nos sources minérales émergent du muschelkalk, qui se trouve à Vittel immédiatement placé sous les marnes irisées. Vittel est dominé lui-même à l'Est et à l'Ouest, par des mamelons de marnes irisées qui présentent les mêmes indications géologiques que celles des localités environnantes, Lamarche, Bourbonne, etc.

La magnésie provient soit de la dolomie soit du muschelkalk.

Les trois sources utilisées ont des caractères communs que nous réunirons sous le même titre, puis chaque source en particulier fera l'objet d'une étude spéciale.

Venant du calcaire coquillier, elles traversent les marnes irisées avant d'émerger ; elles sont absolument et complètement soustraites aux variations atmosphériques qui n'ont aucune influence, ni directe, ni indirecte sur leur constitution physique et chimique, et par conséquent sur leur valeur thérapeutique.

Leur limpidité est inaltérable, de même que la quantité de leur rendement.

Les années sèches et pluvieuses qui viennent de s'écouler ont été pour elles une épreuve décisive qu'elles ont subie sans accuser la moindre augmentation ni la moindre diminution dans leur débit. Jaugées un grand nombre de fois et à toutes les époques de l'année, elles ont toujours fourni la même quantité dans le même temps, et ce volume, variable pour chaque source, reste constamment le même pour la même source à toutes les époques.

L'on comprend, sans qu'il soit besoin d'insister longuement sur ce sujet, combien cette inaltérable stabilité dans le rendement d'une source minérale a d'importance en thérapeutique hydrologique. Leur limpidité est aussi inaltérable que leur volume et pour les mêmes motifs.

La température de la Grande Source est de 11° cent. 25, celle de la source Marie, de 11° 38 au fond de la source. C'est ce qui résulte d'une série de travaux et d'expériences comparatives, faites sur place par M. Walferdin, qui n'est pas éloigné de les prendre pour un des types de sa classification des Eaux minérales.

La source diurétique et la source ferrugineuse examinées attentivement, s'élancent de leur point d'émergence par ondulations saccadées et rithmiques, aussi régulières que le pouls battant normalement. La source purgative, en raison de son mode de captage, ne permet pas d'apprécier aussi bien que dans les deux autres ce curieux phénomène, mais elle en offre un autre non moins remarquable qui consiste dans le bouillonnement violent de l'eau toutes les 40 secondes très-régulièrement.

§ 2. — GRANDE SOURCE. (*Diurétique*).

Propriétés physiques spéciales, et propriétés chimiques.

D'une abondance constante de 85 litres à la minute, d'une limpidité et d'une fraîcheur des plus agréables, l'eau de la Grande Source est reçue à son point d'émergence dans une vasque circulaire, creusée dans un bloc unique de grès bigarré. Rendement par heure : 5,100 litres.

Sa densité est de 1,054.

Par le repos, une pellicule irisée très-ténue, recouvre la surface de l'eau le long des bords de la pierre. Son canal d'écoulement s'incruste d'une matière ocreuse et se tapisse d'une substance organique onctueuse, veloutée, qui persiste au loin. Examinée dans un verre récemment puisée, on voit s'élever de son fond à sa surface, des bulles de gaz acide carbonique qui deviennent plus nombreuses et tapissent tout l'intérieur du verre si on l'expose au soleil.

Son odeur est faiblement martiale ; sa saveur aigrelette et légèrement atramentaire.

Avant d'attirer l'attention du propriétaire actuel, la Grande Source partageait le sort de toutes ses voisines, elle coulait dans la prairie et se jetait vingt pas plus bas, dans le ruisseau.

Quelques analyses préparatoires faites en 1855, par M. Pommier, pharmacien à Mirecourt, certaines cures bien connues dans le pays, engagèrent M. Bouloumié à solliciter du Ministre l'autorisation de les exploiter. Des analyses régulières furent ensuite faites sur les lieux, puis dans le laboratoire de l'Académie de Médecine, par le chef des travaux chimiques de cette illustre et savante compagnie. Le compte-rendu, fait par M. Ossian Henry, l'auteur même des analyses, renferme les appréciations suivantes.

« A 4 kilomètres environ de Contrexéville, dans les
» Vosges, sur la commune de Vittel, il existe une source
» minérale froide, dont l'eau offre avec celle de Contrexé-
» ville une assez grande analogie de composition chi-
» mique et surtout de propriétés médicales. Elle offre
» quelques avantages réels sur cette dernière, dont la ré-
» putation remonte à une époque très-ancienne. Cet
» avantage est particulièrement celui de ne pas fati-
» guer l'estomac comme l'autre, souvent très-lourde à
» digérer, et de produire des purgations légères, salu-
» taires dans plus d'une circonstance. L'analyse exécutée
» sur les lieux et sur le produit de l'évaporation de 25 à
» 30 litres au moins de liquide, a donné la composition
» suivante pour un litre d'eau :

Acide carbonique libre	1/10° du volume.
Bicarbonate de chaux	0gr 185
» de magnésie, ⎱	
» de soude, ⎰	0 079
» de protoxyde de fer avec	
manganèse (*indices*)	0 010
Sulfate (supposé anhydre) de chaux . . .	0 440
» de magnésie	0 432
» de soude	0 326
« de strontiane (*traces*).	
Chlorure de sodium (*peu*), ⎱	
» de magnesium, ⎰	0 220
A reporter.	1 692

Report. . . .   1   692

Silice — alumine,
Phosphate calcaire,
Sels de potasse et ammoniacal, ...   0   047
Iodures (*indices*),
Principe arsénical (*sensible*),
Matière organique de l'humus,

1ᵍʳ 739

M. Ossian Henry continue :

» On voit qu'il existe beaucoup d'analogie entre ces
» eaux et celles de Contrexéville ; seulement le rapport
» entre la *chaux* et la *magnésie* se trouve dans celle de
» Vittel dans des conditions plus avantageuses. Ainsi,
» lorsqu'on trouve à Contrexéville 4 de chaux pour 1 de
» magnésie, on constate à Vittel 1,67 de chaux pour 1 de
» magnésie. Ces circonstances expliquent comment l'eau de
» Vittel est plus digestive que celle de Contrexéville etc. »

Moins calcaires et plus magnésiennes, plus digestives, supportant mieux le transport que celles de Contrexéville, telle est une partie des motifs qui ont déjà fait adopter les eaux de Vittel de préférence à leurs voisines par un certain nombre de praticiens. M. le docteur Peschier, médecin du Corps-Législatif, rend de nos eaux le témoignage suivant :

» Leur suprématie dans le traitement de la goutte, de
» la gravelle, du catarrhe de la vessie, etc. etc., sur
» toutes les autres eaux est tellement patente, que nous
» n'insisterons pas sur les résultats que nous en avons
» obtenus dans notre pratique. »

§. 3. Source Marie. *(Purgative.)*

Eau magnésienne calcaire.

Les deux éléments les moins stables (acide carbonique et fer) faisant à peu près défaut dans cette source, il n'y avait aucun inconvénient à l'aménager à quelque distance de son point d'émergence ; c'est pourquoi elle vient se rendre à côté de la grande galerie, dans un bassin hexagonal enfermé dans un pavillon de même forme que couronne une galerie d'où l'on jouit d'un magnifique panorama. Elle est en communication directe avec la grande galerie. L'absence d'acide carbonique rend cette eau un peu fade ; pourtant, elle n'est nullement indigeste.

Sa densité est de 1,056. Son rendement de 88 litres par minute — (soit 5, 280 litres par heure). Comparée à celle de la Grande Source au point de vue des sels purgatifs, de la magnésie surtout, nous remarquerons que la première n'en contient que 0 gramme 471, et la seconde 1,175 ; aussi, tout en agissant sur les fonctions des reins, la source Marie agit plus énergiquement encore sur les sécrétions intestinales et provoque des selles purgatives autrement que les purgatifs pharmaceutiques, comme nous le dirons ailleurs.

Son analyse fut faite avec les mêmes précautions et par le même chimiste que celle de la Grande Source : M. Ossian Henry donne par litre les chiffres suivants :

Acide carbonique libre (*fort peu*).	
Bicarbonate de chaux, }	
» de magnésie, }	0 gr 310
Sulfate (supposé anhydre) de chaux.	1 100
» de magnésie	1 020
» de soude	0 350
Chlorures alcalins et terreux	0 100
Silice, alumine . . . . }	
Phosphate . . . . }	
Oxyde de fer (*traces*). . . . . . . } . .	0 400
Matière organique de l'humus. }	
	———————
	3 gr 280

Les eaux magnésiennes sont très-rares en France.

« Nous ne trouvons en France que quelques eaux mi-
» nérales ignorées qui puissent se rattacher à la division
» des eaux sulfatées magnésiques ; la seule qui soit un peu
» connue, celle de Sermaize paraît agir thérapeutiquement
» plutôt à titre d'eau ferrugineuse que d'eau sulfatée ma-
» gnésique. » (Durand-Fardel. — Eaux minérales.) L'eau de Sermaize ne contient que 0 gr. 700 de sulfate de magnésie par litre, quantité très-inférieure à la magnésie de la source Marie.

Dans un rapport fait à l'Académie impériale de médecine par le rapporteur de la Commission des eaux minérales, sur une source récemment découverte dans le département de Vaucluse, on lit ce qui suit (Bulletin de l'Académie du 15 avril 1856), après avoir énuméré le grand nombre d'eaux minérales que possède la France, et surtout la variété de ces diverses eaux, soit *salines, gazeuses, alcalines, sulfureuses, ferrugineuses, iodées, etc.*, le rapporteur ajoute : « Si toutes ces sources offrent » parmi leurs éléments des composés à base de magnésie, » il faut avouer que ces sels n'y existent qu'en proportion » assez minime, et que les propriétés médicales de ces » composés ne viennent que s'ajouter *très-secondairement* » à celles des autres principes concomitants. On ne citerait » même en France que quelques eaux, celles d'*Aulus*, de » *Vittel* surtout, où les chlorures et les sulfates magné- » siens paraissent leur donner une qualité réellement » spéciale. »

Les propriétés purgatives de l'eau magnésienne ont déjà été constatées sur de nombreux sujets ; nous apprécierons ses effets quand nous en serons venu à parler de ses indications ; nous rapporterons, pour légitimer son introduction dans notre thérapeutique hydro-minérale, des observations recueillies par nous-mêmes, comme toutes celles que nous citons ; nous nous sommes fait scrupule de ne consigner dans cet opuscule que les faits qui se sont passés sous nos yeux.

§ 4. SOURCE DES DEMOISELLES *(Tonique)*.

Eau ferrugineuse bicarbonatée.

Cette dernière rentre dans les conditions ordinaires d'une eau dont les éléments se dissocient au contact de l'air, aussi le bassin de réception est-il placé immédiatement sur le point d'émergence qu'il isole du voisinage au moyen d'un béton épais et solide. Mêmes qualités de limpidité, d'invariabilité de volume et de température que les autres sources.

En outre, deux particularités corrélatives l'une de l'autre, nous semblent intéressantes à signaler.

La première, c'est qu'en suivant son canal d'écoulement, elle ne commence à abandonner quelques-uns de ses principes ferrugineux que 8 ou 10 mètres plus bas que la source.

La seconde, c'est que sans contenir à beaucoup près autant d'acide carbonique que certaines sources martiales, elle conserve cependant mieux qu'elles ses éléments ferrugineux, ce qu'elle doit à la nature particulière des sels de fer qu'elle tient en dissolution.

Chacun sait combien sont peu stables en bouteille les Eaux ferrugineuses, même celles qu'un excès de gaz acide carbonique semble devoir rendre inaltérables. Le dépôt qui se remarque presque constamment dans ces Eaux soit au fond de la bouteille sous forme de poudre rouge, soit sur ses parois comme une peinture ocreuse, n'est autre chose qu'un composé ferrugineux précipité de sa solution par suite de la disparition d'une partie de l'acide carbonique libre, partant, par suite de l'acidité insuffisante du liquide.

L'eau ferrugineuse de Vittel ne contient d'acide carbonique que ce qu'il en faut pour maintenir les sels de fer à l'état de bicarbonates, plus un léger excédant de gaz libre qui reste en solution dans l'eau et suffit pour conserver dissoutes les combinaisons carboniques du fer. L'acide crénique combiné avec le fer paraît ne pas avoir besoin d'acide carbonique en surabondance pour rester en dissolution. Ce qui prouve sa stabilité, c'est la persistance du fer à rester en solution assez loin, à l'air libre, dans son canal d'écoulement, et en second lieu, sa parfaite conservation en bouteilles. Le mode de bouchage contribue aussi sans contredit à ce dernier résultat, en conservant intacte la petite quantité de gaz libre que l'eau renferme, et en empêchant la combinaison du fer avec le tannin des bouchons.

La source ferrugineuse est captée sous un pavillon circulaire construit de pierres ferro-manganiques rouges avec de larges taches brunes d'un effet très-pittoresque.

Ce pavillon fait presque face à la grande galerie et se perd pendant la belle saison dans les arbres et les fleurs.

La source des Demoiselles contient par litre d'eau :

Acide carbonique libre. . . . . 0 gr 080
Bicarbonate de chaux,)
      »   de magnésie, (. 0 730
      »   de protoxyde de fer)
avec crénate et manganèse. .) 0 041
Sulfate (supposé anhydre) de chaux. 0 440
    » de magnésie,)
    » de soude, } 0 610
Silice, alumine, phosphate, siôde et principe arsenical)
(indices). . . . . } 0 480
Matières organiques de l'humus. . . . .)
                                          2 gr 301

§ 5. — Dragées Ferrugineuses.

Dragées ferro-manganésiennes crénatées.

Enfin ; il nous reste à mentionner un produit naturel des sources minérales qui trouve une application fréquente dans toutes les maladies où les ferrugineux sont indiqués, et qui semble le complément naturel, l'adjuvant des eaux ferrugineuses.

En creusant le sol pour fixer l'emplacement de la galerie et du salon, dans le flanc oriental du mamelon de marnes irisées déjà signalé, on découvrit un amas considérable de terre rougeâtre, friable et se dissociant dans la main comme du sable terreux impalpable. Cette masse, dont l'accroissement successif ne s'est opéré qu'à la suite d'une longue période d'années, n'est autre chose que la stratification des éléments divers qui constituent nos Eaux minérales. En arrivant à l'air libre, elles abandonnent leurs principes solubles qui se juxtaposant sans grande cohésion, ont fini par constituer une masse considérable. Cette portion de terrain est imprégnée d'eau minérale, la moindre excavation se remplit d'eau rapidement; elle y suinte de toutes parts.

Nul doute donc que ces dépôts n'aient l'origine que nous leur assignons, et que le point d'issue des sources s'encombrant peu à peu, n'ait changé de place et descendu insensiblement du côté de la prairie, comme le prouvent du reste quelques sources, la source Marie entr'autres qui viennent sourdre bien plus haut.

Au surplus, l'analyse chimique vient corroborer notre opinion, en ce sens qu'elle ne signale dans ce dépôt que des éléments que l'on rencontre dans nos différentes sources et qu'elle les signale tous.

MM. Pommier, Filhol, professeur à la Faculté des Sciences de Toulouse, O. Henry qui ont fait cette analyse, y ont trouvé les mêmes principes. Voici sa composition : 100 grammes de dépôt anhybre donnent :

Carbonate de magnésie, ⎱ parties à peu ⎰	21	39
» de chaux, ⎰ près égales ⎱		
Acide crénique et apocrénique	3	85
Sesquioxyde de manganèse	14	54
Sesquioxyde de fer	55	95
Silice	4	27
Principe arsenical	*très-sensible.*	
Iode.	*sensible.*	
	100 gr » »	

70 . 49

Bulletin de l'Académie de Médecine, t. 22, p. 425.

Ce dépôt lavé et privé de toutes les matières étrangères, est mis sous forme de dragées qui se croquent comme les anis de Verdun dont elles rappellent l'arôme. Chaque dragée est du poids de 0 gr. 15 ; sa surface seule est recouverte de sucre. C'est un véritable bonbon que tous les estomacs supportent parfaitement et qui réussit dans la plupart des cas où les ferrugineux pharmaceutiques ont échoué, soit par intolérance, soit par toute autre cause, et qui a le grand avantage de ne pas amener de constipation.

J'ai introduit depuis l'année dernière dans ma pratique et avec le plus grand succès le produit ferrugineux ci-dessus, sous forme de poudre qui se prend pendant le repas dans une cuillerée de potage.

J'ai démontré dans la première partie de ce travail que les Eaux de Vittel sont calmantes, je ne reviendrai pas sur ce sujet ; je me contenterai d'une seule remarque, c'est que tous les éléments que cette eau renferme concourent à ce résultat physiologique. La température, l'acide carbonique, les sels de potasse, de soude et de chaux et jusqu'à la quantité d'eau absorbée et la manière dont le traitement est dirigé, ont pour résultat le rétablissement du calme et de la régularité dans les fonctions. Les diurétiques en général sont aussi considérés par les physiologistes les plus éminents comme des sédatifs de la circulation.

Les effets curatifs de l'eau ne peuvent se manifester que consécutivement à l'absorption d'une quantité variable de liquide ; les phénomènes appréciables de son action varient suivant les organes et les appareils où on les étudie.

Dans l'ordre anatomique, le cerveau et la moëlle, autrement dit l'appareil cérébro-spinal est celui qui attire tout d'abord l'attention ; c'est par là que nous commencerons l'étude clinique de nos Eaux.

CHAPITRE III.

MALADIES DE L'APPAREIL CÉRÉBRO-SPINAL.

Je ne puis pas donner une description même succincte des maladies cérébrales nombreuses qui peuvent trouver du soulagement à nos Eaux. Comme il en est peu qui n'apportent de l'affaiblissement dans les membres (sauf la folie au début que j'exclus tout d'abord du cadre de cette présente étude), je les caractériserai en général sous le nom de *paralysies* de cause cérébrale et rachidienne. A ce groupe je rattacherai les maladies nerveuses. Tout le monde me comprendra.

1re OBSERVATION.

Un enfant de 15 ans tombe sur le côté gauche d'une hauteur de trois à quatre mètres, il reste sans connaissance et on a bien de la peine à le rappeler à lui ; le lendemain on le saigne et on lui met des sangsues au cou. Les accidents de congestion se dissipent, mais quinze jours après, une paralysie qui s'était déclarée immédiatement après la chûte ne s'était que très-peu modifiée. Toute la moitié gauche du corps est hémiplégique à un degré moyen. L'intelligence est paresseuse, la parole sensiblement embarrassée ; le côté gauche de la face est le siége d'élancements douloureux ; l'œil de ce côté est atteint d'ambliopie, il y a eu un écoulement séreux par l'oreille, il ne peut manger du côté gauche ni siffler ; il a une grande tendance à la constipation.

Après deux demi-saisons faites dans la même année et l'usage de notre source purgative, l'amélioration fut telle que cet enfant put reprendre ses occupations ; il fut purgé abondamment par l'usage de l'eau et guéri complètement en moins d'une année sous l'influence des effets consécutifs.

2e OBSERVATION.

Affaiblissement des membres inférieurs, suite de congestion céphalo-rachidienne.

Un employé supérieur d'un ministère est pris en juin 1857 de congestion cérébrale pour laquelle on ne lui donna des soins que tardivement. Il est atteint aujourd'hui d'un affaiblissement notable de l'ouïe et de la vue, l'œil gauche est très-saillant et larmoyant, la parole est embarrassée, la démarche titubante et mal assurée comme celle d'un homme ivre ; les fonctions intestinales sont difficiles et rares, les intestins se ballonnent pendant la digestion. Il se produit souvent des vertiges, pourtant les fonctions intellectuelles ne paraissent pas avoir souffert.

M. C., fit pendant une saison usage de l'eau de la source Marie en boisson, de douches révulsives sur les membres inférieurs et de compresses froides sur la tête. Le résultat de ce traitement fut des plus remarquables. Il fut purgé abondamment et tous les jours par l'eau, et cette dérivation opérée sur l'intestin tourna toute au profit du cerveau : il reprit de l'aplomb, les vertiges diminuèrent, la langue se dégagea ; l'hiver suivant se passa dans les meilleures conditions, l'usage de l'eau fut continué à domicile et l'amélioration progressa de jour en jour sans discontinuer.

3e OBSERVATION.

M. P., officier de cavalerie, âgé de 43 ans. A la suite d'une expédition dans le sud de nos possessions d'Afrique, où il reçut pendant toute une journée l'effet d'un soleil ardent sur la tête, son caractère devint morose et concentré. Quelque temps après, il fut pris sans motif d'un accès de rire inextinguible, sa mémoire se perdit au point qu'il lui fut impossible un jour de retrouver son logement dans une petite ville de garnison; à Paris il oublia complètement le nom de sa rue et le nom de son hôtel. Son regard est vague, ses paroles embarrassées, il assiste à tout ce qui se passe autour de lui et il écoute la conversation avec la plus grande indifférence. Les autres fonctions se font assez bien, sauf celles du ventre qui sont rares et difficiles.

Usage pendant une saison de l'eau de la source Marie qui le purge très-abondamment. Compresses froides sur la tête, douches révulsives sur les membres inférieurs. A son départ, on constate une amélioration visible; sa figure s'est éclaircie, il cause et raconte assez volontiers ses campagnes, sa physionomie a pris un certain air éveillé qui est de bon augure.

4e OBSERVATION.

Névralgie sus-orbitaire double. — Guérison.

Mme A., âgée de 30 ans, habite l'Algérie depuis 4 ans dans un pays sain. Elle n'a pas eu de fièvre intermittente proprement dite, mais une névralgie sus-orbitaire double des plus douloureuses qui affecta tout d'abord le type intermittent. Le sulfate de quinine efficace d'abord fut ensuite administré en vain, la névralgie était devenue continue avec des exacerbations irrégulières. Rentrée en France avec sa névralgie, elle continua à se soigner avec aussi peu de succès qu'en Algérie; sur ces entrefaites, elle accompagna une de ses parentes aux Eaux de Vittel, je lui fis boire de l'eau de la Grande Source; ses accès allèrent en diminuant d'intensité de jour en jour et finirent par cesser tout à fait. Ils furent cinq mois sans se reproduire. L'année suivante, elle revint à Vittel, s'y guérit de nouveau et la maladie ne se reproduisit plus.

Les maladies des centres nerveux admettent toutes dans leur thérapeutique les révulsifs, en tête desquels se placent les révulsifs intestinaux. Les paralysies de cause cérébrale et rachidienne par hémorrhagie spontanée ou traumatique, quelques névroses, les névralgies sans production accidentelle et sans dégénérescence des tissus, l'hystérie, le delirium tremens, telles sont les affections qui se trouvent bien des révulsifs. Cette médication est d'autant plus précieuse que les plus étroites sympathies lient l'intestin au cerveau, ce qui rend la révulsion très-efficace. Si les ramollissements cérébraux procèdent toujours de l'inflammation comme le veut le professeur Lallemand, on comprend que des purgations répétées ne soient pas sans efficacité sur ce genre de maladies.

Aussi, dans le but de provoquer des selles purgatives en abondance, j'ai eu recours immédiatement à la source Marie (magnésienne) comme à celle qui pouvait remplir mon but avec le plus de sûreté et de rapidité.

Je ne veux pas dire que dans les affections cérébrales, l'usage de l'Eau de Vittel doive prendre le pas sur d'autres moyens, je désire en poser l'indication d'une manière plus générale ; ainsi je pense *qu'il y aura utilité à faire usage de l'Eau de Vittel purgative toutes les fois qu'on aura besoin d'agir sur le tube digestif fréquemment et avec énergie. Des selles nombreuses provoquées par l'usage de l'Eau de la source Marie n'ont pas l'inconvénient des purgations ordinaires répétées.* Nous verrons la confirmation de ces données à propos des engorgements des viscères abdominaux et surtout des maladies du foie.

CHAPITRE IV.

MALADIES DE L'APPAREIL DIGESTIF.

§ 1. — ESTOMAC.

On doit entendre par *dyspepsie* toute difficulté dans l'acte de la digestion. C'est une maladie très-commune, susceptible de se développer sous l'influence d'une multitude de causes soit hygiéniques, soit physiologiques. La mauvaise distribution des repas, le travail intellectuel tout en sortant de table, le travail mécanique qui force à pencher le corps en avant et souvent même à appuyer l'estomac contre un corps résistant, la mastication incomplète, l'usage d'un corset trop serré, etc., etc., les passions tristes et dépressives, les professions et les habitations insalubres, une alimentation insuffisante, les maladies chroniques d'un organe autre que l'estomac, telles sont une partie des causes qui donnent lieu à la dyspepsie.

L'appétit est presque constamment diminué, les digestions sont longues, pénibles, l'estomac est le siége d'une distension gazeuse incommode qui gêne la respiration et force à desserrer les vêtements; le creux de l'estomac est presque toujours sensible à la pression, quelquefois l'épigastre est le siége de douleurs obtuses ou d'un caractère particulier analogue à une brûlure, d'où le nom de *pyrosis*. Souvent la langue est épaisse, chargée le matin, la bouche est mauvaise, amère ou fade, il y a des envies de vomir, fréquemment même il y a des vomissements de liquides divers, tantôt insipides, tantôt amers, c'est ce qu'on appelle la *pituite*. Constamment les fonctions du ventre sont dérangées; il est rare de remarquer de la diarrhée, le plus ordinairement il y a de la constipation, il y a souvent aussi de la migraine, des douleurs névralgiques dans différents points du corps, principalement autour du front, au-dessus des yeux. Les hémorrhoïdes ne sont pas rares. Dans certains cas, la dyspepsie persiste au même degré, que l'estomac soit vide ou plein, dans d'autres elle augmente ou diminue par l'ingestion des aliments. Une autre variété consiste dans la production de coliques pendant la digestion et le besoin immédiat d'évacuer une garde robe liquide.

Pendant une digestion pénible, il s'élève vers la tête des bouffées de chaleur incommode. L'hypochondrie accompagne souvent la dyspepsie.

Dans la dyspepsie alcoolique il y a constamment des vomissements aqueux le matin et un certain embarras de la tête.

Traitement. — Eloignez la cause de la maladie, sinon n'espérez rien du traitement. La thérapeutique de la dyspepsie admet une grande variété de médication et de médicaments. Pour peu que la dyspepsie soit liée à la chlorose, ce qui arrive fréquemment, il faudra donner de préférence les Eaux qui contiennent du fer. De tous les remèdes, ceux qui ont eu le plus de succès, ce sont les sels de potasse, de magnésie et surtout de chaux ; les eaux magnésiennes seront plus particulièrement applicables aux cas où il y a une constipation plus ou moins rebelle.

Les Eaux de Vittel sont en raison de leur composition, applicables aux cas les plus variés de la maladie qui nous occupe.

5e Observation.

A la suite d'une inflammation aigüe de l'estomac, (gastrite), Mᵐᵉ B. resté sans appétit, elle a un dégoût profond pour les aliments, ses digestions sont longues, pénibles, il y a de la sensibilité au creux de l'estomac. Affaiblissement général, apathie insurmontable. Difficulté dans les fonctions du gros intestin, céphalalgie à peu près continuelle. — Amaigrissement sensible. — Peau jaune, terreuse.

Après un séjour de 20 jours, pendant lequel Mᵐᵉ B. fit usage de l'eau de la Grande source en boisson et en bains, on pouvait la considérer comme voisine d'une *guérison*, car l'appétit est très-bon, l'estomac digère avec facilité et rapidement, le sommeil est revenu, la coloration de la peau s'est très-sensiblement éclaircie, et elle pèse six kilos de plus qu'à son arrivée.

6e Observation.

M. F. négociant, mène une vie très-sédentaire et a pris depuis longtemps la funeste coutume de se mettre à travailler à son bureau immédiatement après avoir mangé. Les fonctions de l'estomac se sont ressenties de cette mauvaise hygiène et depuis huit ou dix ans, il est réveillé toutes les nuits par des malaises, des envies de vomir, des sueurs. Ces crises se calment quand il a rendu une ou deux gorgées d'eau amère ; son appétit est du reste capricieux ainsi que ses digestions. Dans la journée, ces phénomènes se produisent quelquefois mais avec beaucoup moins de fréquence que pendant la nuit.

Après un court séjour à Vittel, son appétit redevient régulier, et au moment de son départ, il y a huit jours qu'il n'a pas eu de malaise la nuit.

Pour que cette amélioration persiste et se consolide, je lui recommande de prendre de l'exercice après chaque repas, mais en dépit de mes conseils, M. F. reprit ses anciennes habitudes : il rechûta pendant l'hiver et revint à Vittel une seconde saison qui lui fut aussi favorable que la première. Mes conseils ayant ensuite été suivis, l'amélioration a persisté.

7e Observation.

Outre une maladie organique du cœur dont nous parlerons plus tard, Mme F. est atteinte de dyspepsie. Elle est âgée de 39 ans et digère mal depuis douze à treize ans, époque où une maladie intestinale grave faillit lui faire perdre la vie.

Aujourd'hui elle a peu d'appétit, ses digestions sont lentes, difficiles, son estomac se distend par des gaz, ses intestins se ballonnent, elle est alors obligée de desserrer ses vêtements, la respiration est gênée et les grands mouvements lui sont pénibles. Les fonctions du ventre sont rares.

Sous l'influence de l'eau de la Grande Source en boisson et en bains, l'état de cette femme s'est amélioré sous tous les rapports; son appétit est fort bon, ses digestions assez rapides et le ballonnement a diminué de moitié. Les gardes-robes sont plus fréquentes et plus faciles.

8e Observation.

M. P., âgé de 51 ans, est attaché depuis longtemps à une administration qui ne lui permet pas, en raison de ses fonctions, d'adopter une hygiène convenable. Comme dans la sixième observation, le travail suit de trop près le repas. Aussi les digestions sont devenues longues, difficiles; l'estomac est paresseux, non-seulement il met de la lenteur dans son travail, mais encore il manifeste ses besoins d'une façon très-irrégulière, l'appétit est capricieux, la soif augmente ou diminue sans motif, la migraine se met souvent de la partie et vient compliquer l'affection primitive et augmenter le malaise.

L'intestin qui n'a que trop de tendance à imiter l'estomac, devient paresseux à son tour, la constipation dure quelquefois cinq ou six jours. Deux saisons à Vittel ont fait à peu près disparaître la maladie; la première apporta une grande amélioration, la seconde, la fit progresser; il est vrai que M. P., plus sage que M. F., fit immédiatement tous les efforts pour rompre avec ses habitudes sédentaires et y réussit, ce qui, j'en conviens, ne contribua pas peu au résultat définitif.

9e Observation.

Mlle G., cette jeune fille, de la plus riche constitution que l'on puisse imaginer, est âgée de 18 ans. En tout temps son appétit est fort médiocre, ses digestions lentes, pénibles, s'accompagnant de flatulences gastro-intestinales; pendant ses époques menstruelles naturellement peu abondantes et suivies de leucorrhée, aux symptômes précédents se joignent des tiraillements, des crampes d'estomac fort incommodes; certaines parties de la figure, les épaules, le pourtour des oreilles sont le siége d'une éruption confluente d'acné.

Après une première saison, la *guérison* était complète, mais pendant l'hiver, la plupart des symptômes reparurent; une seconde saison les fit disparaître de nouveau et cette fois d'une manière définitive.

10e Observation.

Depuis dix-huit mois et sous l'influence de préoccupations graves, M. R. a perdu l'appétit; ses digestions sont devenues mauvaises, longues, avec distension gazeuse de l'estomac et des intestins, constipation. Son caractère a changé, il est triste, cherche la solitude, exagère ses douleurs et se plaît dans ses préoccupations. En un mot, il est hypochondriaque.

Deux saisons, faites à deux années de distance, amenèrent un changement très-notable dans les conditions d'existence de cet homme après la première qui n'avait produit aucun résultat à l'établissement, mais qui, cependant, fut suivie d'amélioration par les effets consécutifs, son hypochondrie diminua sensiblement, en même temps que l'état de son estomac s'amenda. Il se détermina à venir une seconde année à l'Etablissement, mais, après un intervalle d'un an, parce qu'il avait remarqué que sa première saison lui avait été salutaire. Aujourd'hui il est complètement guéri.

11e Observation.

Mme M. âgée de 42 ans, soumise depuis longtemps à des influences débilitantes, éprouve depuis un an les symptômes suivants :

Sensation de barre au creux de l'estomac; distension gazeuse de ce viscère pendant le dernier temps de la digestion; appétence pour les acides, pour les aliments et les condiments de haut goût. Pression douloureuse au creux de l'estomac; envies de vomir le matin; menstruation irrégulière, peau sèche, souffle carotidien; constipation habituelle durant quelquefois huit à dix jours.

Le traitement de cette femme à Vittel consista en usage alternatif de la Grande Source et de la Source Marie pendant dix-huit jours, au bout desquels une amélioration des plus remarquables se fit sentir. En effet, les flatulences gastriques sont moindres, l'appétit est beaucoup meilleur, le creux de l'épigastre n'est plus sensible à la pression; une selle naturelle tous les deux ou trois jours. Par l'effet consécutif de l'eau, les autres symptômes finissent par disparaître et cette femme jouit aujourd'hui d'une excellente santé.

12e Observation.

Mlle B., âgée de 47 ans, est grande, maigre, et a cessé d'être réglée depuis deux ans; habitudes sédentaires invétérées, fonctions du ventre très-rares et très-difficiles; l'appétit, d'abord irrégulier, devient de plus en plus capricieux, les digestions de plus en plus lentes et pénibles, et s'accompagnant de ballonnement du ventre et de l'estomac ; il survient souvent le matin des vomissements d'eau glaireuse, des bouffées de chaleur à la figure et à la paume des mains. L'abus de purgations n'a fait que rendre la constipation plus opiniâtre sans modifier en rien les fonctions de l'estomac. Hémorrhoïdes douloureuses. Au bout de 21 jours de l'usage de la Grande Source alternés avec la Source Marie, on constate une amélioration très-sensible, l'intestin s'est débarrassé de matières qui y séjournaient depuis fort longtemps au grand détriment de la turgescence hémorrhoïdale, qui devenait d'autant plus pénible que la constipation persistait depuis plus longtemps. Les digestions sont plus rapides, les gaz diminuent. L'usage coutinuel de l'eau de la Source Marie entretient cette femme dans un état de santé très-snpportable et lui assure une liberté de ventre suffisante.

13e OBSERVATION.

Mme T. est âgée de 46 ans. A la suite d'une maladie très-grave de l'utérus, qui exigea un traitement de plus d'une année, elle perdit l'appétit, tomba dans une débilité profonde, se constipa à cause du séjour au lit et en arriva au point que, manger·était pour elle une horrible corvée. Tout ce qu'elle mettait à sa bouche lui semblait avoir une saveur terreuse. Pris dans ces conditions de dégoût, les aliments mettaient un temps infini à passer. La digestion durait cinq à six heures, s'accompagnant d'angoisses, d'étouffements, de distension gazeuse de l'estomac et des intestins. Mme T. qui était douée, avant sa maladie, d'une belle constitution et d'un embonpoint notable, est aujourd'hui méconnaissable.

Deux saisons à Vittel, séparées par une année, lui rendirent l'appétit, le sommeil, l'embonpoint. Elle reprit ses forces ; dès la première saison, on pouvait constater une très-sensible amélioration, les effets consécutifs furent des plus favorables, un second séjour acheva cette cure sur laquelle on n'avait presque pas droit de compter.

14e OBSERVATION.

Une dame de 55 ans, habitant Strasbourg, est sujette depuis trois ans à des tiraillements, à des pincements d'estomac. Elle éprouve souvent une fausse sensation de faim, elle croit avoir de l'appétit, elle prend une cuillerée de potage, l'appétit disparaît. Le creux de l'estomac est sensible à la pression ; il n'y a pas de vomissements, mais des régurgitations amères fréquentes ; la langue est pâle et plate, les muqueuses décolorées, à la dyspepsie se joint de l'anémie et un état nerveux caractérisé par des névralgies multiples autour du crâne et de la poitrine. Mme de L. P. a été soumise sans succès à des traitements divers, dans lesquels l'opium, les alcalins, le sous nitrate de bismuth, jouèrent un rôle capital.

2.

Une seule saison en 1858, fit disparaître tous les symptômes; la maladie, il est vrai, n'était pas, à beaucoup près, aussi grave que dans le cas précédent.

15e Observation.

Mlle D. est une jeune fille de 20 ans, maigre et pâle, dont l'estomac délabré depuis cinq ou six ans, est complétement réfractaire aux aliments maigres. Elle mange de la viande sans répugnance et elle paraît la digérer avec assez de facilité. Mais toutes les fois que, triomphant de son dégoût, elle fait usage d'aliments maigres, ce n'est jamais qu'au prix d'une indigestion et de vomissements.

A la fin d'une saison incomplète, le maigre qui ne répugne plus, n'est cependant pas encore digéré : toutefois, l'effet consécutif de l'eau, agissant dans un sens favorable, l'estomac de Mlle D. finit par récupérer, pendant l'hiver, l'intégrité complète de ses fonctions.

16e Observation.

Mme M. âgée de 55 ans. Appétit très-médiocre ; fréquents besoins de manger, qui sont apaisés par la quantité de nourriture la plus exigüe. La digestion est longue et pénible. Depuis quatre ans, elle éprouve une douleur sourde, diffuse dans l'abdomen par les mouvements et par une pression un peu forte. Les selles sont rares et difficiles. Le foie est augmenté de volume, il y a de la leucorrhée et des tiraillements d'estomac. Vomissements fréquents d'eau le matin à jeûn et quelquefois d'aliments dans la journée. Je ne constate après une saison qu'une amélioration très-légère, il est vrai de dire que cette femme, sous l'influence de graves préoccupations de famille, s'est trouvée dans les conditions les plus défavorables et ne devait guère s'attendre à un résultat satisfaisant.

17e Observation.

Jeune fille de 24 ans. Mlle C. est pâle, maigre, grande. Elle a un appétit très-variable et très-bizarre, tantôt bon, tantôt mauvais, aujourd'hui mangeant de la viande, demain ne pouvant pas la voir, sujette à des indigestions et des vomissements. Dans tous les cas, la digestion est longue, pénible, mais sans distension gazeuse de l'estomac; les selles sont rares ; il y a de la leucorrhée qui coïncide avec la fin de la menstruation et s'accompagne de tiraillements et de pincements à l'estomac.

Cette jeune fille vint plusieurs années de suite à l'Etablissement; dès sa première saison, l'amélioration était manifeste, elle se maintint, ne recula pas pendant l'hiver, continua ensuite sa marche progressive et aboutit au bout de trois ans à une guérison complète.

18ᵉ Observation.

M. P. âgé de 65 ans, est à peine convalescent d'un rhumatisme articulaire aigu dont il a déjà eu une atteinte l'année dernière. Il est d'une faiblesse et d'une maigreur considérables ; il a la figure bouffie, jaunâtre, sue au moindre mouvement, ses jambes peuvent à peine le porter. Il n'a point d'appétit, la digestion se fait lentement et avec un grand sentiment de plénitude de l'estomac. Il a des douleurs sourdes dans l'abdomen, est constipé, ne dort presque pas.

J'ai dû apporter une grande surveillance, une grande sollicitude, dans le traitement de ce malade. Son estomac, éprouvé à deux reprises et délabré par des saignées et une diète sévère nécessitées par la nature et la ténacité de sa maladie, exigeait les plus grands ménagements. Sa saison l'améliora considérablement, les effets consécutifs le guérirent.

19ᵉ Observation.

Depuis 5 ans, M. A. D. n'a plus d'appétit ; il se met à table sans besoin de manger et la moindre nourriture le rassasie. Il a la langue pâle et plate, la bouche habituellement mauvaise et sèche, la sensation d'une barre autour de la ceinture, des gonflements d'estomac, des gargouillements dans les intestins et de la constipation. Cependant il ne vomit ni bile, ni eau, ni aliments.

Sa saison suivie assez irrégulièrement ne lui est d'aucun profit, quant à son estomac ; mais la constipation cède. Toutefois il retombe pendant l'hiver dans le même état qu'avant sa saison, depuis lors je n'en ai pas eu de nouvelles.

Il n'est pas toujours possible, malgré les plus grands efforts, d'arriver à la découverte des causes de la dyspepsie ; il serait oiseux d'énumérer tous les agents qui ont été accusés tour à tour d'apporter de la perturbation dans les fonctions de l'estomac ; ordinairement plusieurs causes tantôt physiques ou hygiéniques, tantôt morales concourent au développement de la maladie.

Cependant il est une variété d'affections dyspeptiques dont l'étiologie peut être souvent constatée, ce sont celles qui ont pour cause l'abus de l'alcool et des boissons alcooliques. Les spiritueux impriment du reste à la maladie un cachet tout particulier, comme le démontrent les quatre observations suivantes.

20e Observation.

M. S. est âgé de 52 ans. Dans ses garnisons, ses campagnes, ses pérégrinations en Afrique, en Crimée, en Italie, en France, il n'a pas ménagé le flacon d'absinthe et de cognac. Il en est résulté un état cachectique particulier caractérisé par une coloration mate de la peau, la perte de l'appétit, des vomissements aqueux le matin à jeun, de la sensibilité au creux épigastrique, une soif continuelle, de la pesanteur de tête, une fatigue générale; il n'y a cependant pas de tremblement. M. S. en est seulement au premier degré de l'empoisonnement alcoolique.

Au sujet de cet officier, mes notes disent : Je ne puis obtenir de ce malade aucune suite, aucune régularité dans son traitement. Tantôt il ne boit pas, tantôt il boit à tort et à travers de toutes les sources et surabondamment. Du reste, le régime alcoolique continue comme par le passé. En résumé, résultat nul.

21e Observation.

M. H. charpentier, 62 ans. Depuis 30 ans il a pris l'habitude de boire de l'eau de vie le matin. D'abord restreint dans son usage, il augmente progressivement la ration et finit par sentir son estomac défaillir. Aujourd'hui il vomit souvent, surtout le matin, il n'a pas d'appétit. Ses digestions sont pénibles et très-lentes; il a de la constipation, une céphalalgie obtuse, mais pas de tremblement. Cas très-analogue au précédent.

Comme résultat, je constate que son intempérance est telle que je n'ai jamais pu obtenir de lui la moindre trève à ses habitudes bachiques. Résultat nul.

22e Observation.

M. T. est âgé de 52 ans. Depuis une dizaine d'années il boit plus que de raison. Il a la bouche pâteuse et son estomac digère lentement, son appétit est presque nul; il vomit tous les matins quelques gorgées d'eau et il est sujet à des indigestions. Pesanteur constante de la tête autour du front et à l'occiput. Vertiges fréquents, tremblement léger des mains, embarras sensible de la langue; il ne paraît pas très-solide sur ses jambes.

Résultat nul. J'ai pu obtenir assez de régularité dans son traitement pendant quatre ou cinq jours, mais au-delà, plus rien. Au surplus il ne fit qu'une saison très-incomplète et ne jugea pas à propos de la prolonger au-delà d'une dizaine de jours; je ne fis aucun effort pour le retenir.

23e Observation.

Officier âgé de 42 ans. Sans avoir fait de grands excès de boisson, il est arrivé, par une prédisposition particulière sans doute, à être atteint de la plupart des symptômes de la dyspepsie alcoolique. Il a vomi à plusieurs reprises ses aliments et même un peu de sang; habituellement il n'a pas d'appétit, digère difficilement, est constipé. Il a la démarche lente, nonchalante, une grande faiblesse dans les membres inférieurs, de la sensibilité au creux de l'épigastre; il vomit de l'eau tous les matins et est à peu près sûr d'avoir une indigestion chaque fois qu'il mange un peu plus que de coutume.

Je lui fis comprendre qu'il devait diminuer la quantité de vin qu'il buvait à chaque repas, le tremper d'eau largement et s'abstenir complètement de bière et d'eau-de-vie. Très-persuadé qu'il était ici question de vie ou de mort, il suivit mes conseils, s'améliora considérablement en une saison, et continua pendant un mois à boire de l'eau de Vittel transportée. Un an après il était complètement guéri.

Dans toute maladie, dès qu'on sera parvenu à la découverte des causes, on ne devra songer au traitement qu'après les avoir détruites; dans les affections de l'estomac plus que dans toutes les autres, l'infraction aux lois de l'hygiène étant souvent le point de départ des troubles qui surviennent dans la digestion, il faudra avant tout s'occuper de remettre le malade en possession d'une hygiène convenable; on ne peut espérer de succès qu'à cette condition. Ces recommandations deviennent plus impérieuses que jamais si l'on a affaire à des dérangements gastriques provenant de l'abus des liqueurs alcooliques : si vous ne coupez court à des habitudes de libations trop copieuses, c'est en vain que vous ferez usage des moyens les plus héroïques, c'est en vain que vous irez demander à des eaux minérales votre guérison; vous serez soulagé quelquefois, guéri, jamais.

J'ai déjà eu souvent l'occasion d'insister sur ce fait, que dans beaucoup de maladies qui sont par leur nature fort étrangères à l'estomac et à ses fonctions, cet organe ne tarde cependant pas à se déranger, surtout dans les maladies chroniques. Je puis affirmer que j'ai vu très-peu de malades atteints d'une affection sérieuse et qui durait

depuis un certain temps, qui n'aient des digestions pénibles, peu ou point d'appétit, quelquefois des vomissements
d'eau le matin et presque toujours de la constipation.
J'ai pu noter que l'affection principale avait disparu depuis
longtemps, mais que des troubles gastriques avaient sur-
vécu et constituaient alors toute la maladie. Mais comme
compensation à cette tendance de l'estomac à se prendre
à propos de toute autre affection morbide, je signalerai
son aptitude spéciale à manifester les premiers symptômes
de l'amélioration.

Cette corrélation entre la participation prompte ou tardive de l'estomac aux désordres généraux et partiels de
l'économie, et le réveil de ses fonctions plus ou moins longtemps avant la disparition d'aucun phénomène morbide,
s'est présentée à moi un trop grand nombre de fois pour
que je ne la considère pas comme un fait général ne souffrant que très-peu d'exceptions.

Du reste, M. Trousseau, dans ses leçons cliniques, dit
des Eaux minérales de la nature de celles de Vittel qu'elles
sont *peptiques*, c'est-à-dire, aidant à la digestion. L'éminent professeur caractérise par ce mot une de leurs plus
précieuses vertus; en améliorant les fonctions de l'estomac, elles donnent le branle à l'amélioration générale.

CHAPITRE V.

MALADIES DES INTESTINS.

Je mets de côté toutes les maladies du tube digestif et de ses annexes qui consistent en tumeurs dures, molles ou ulcérées de mauvaise nature.

§ 1. — *L'entérite chronique* ou *inflammation chronique* des intestins se reconnaît aux symptômes suivants. La langue est rouge à la pointe et sur les bords, tandis qu'au centre elle est villeuse, d'un blanc grisâtre ou jaunâtre. La soif est tantôt nulle, tantôt augmentée, l'appétit est constamment diminué, il y a souvent des vomissements ; la digestion est longue, pénible, difficile ; tout l'abdomen est sensible à la pression et souvent météorisé ; il y a des coliques plus ou moins vives, plus ou moins persistantes ; la diarrhée existe plus fréquemment que la constipation ; cette maladie succède presque toujours à une inflammation intestinale aigüe ; il y a de l'amaigrissement, quelquefois de l'œdème aux jambes, etc.

§ 2. La *péritonite chronique* succède souvent à la péritonite aigüe partielle ; cependant elle peut débuter demblée sous forme latente ; il est quelquefois fort difficile de diagnostiquer cette maladie, elle a beaucoup de signes qui lui sont communs avec l'entérite chronique ; elle s'en distingue cependant par des reliefs intestinaux très-sensibles, sonores à la percussion, par la présence d'une quantité de liquide plus ou moins considérable dans la cavité abdominale et par des alternatives de diarrhée et de constipation. Cette maladie n'est pas commune.

§ 3. La *constipation* est au contraire une maladie très-fréquente. Quand elle ne dépasse pas une certaine limite, elle est à peine considérée comme une incommodité. Quelles sont les femmes qui ne sont pas plus ou moins constipées? Mais à un certain degré ce n'est pas moins une maladie assez grave souvent, mortelle quelquefois et qu'en général on néglige trop, parce qu'on n'en soupçonne pas la gravité.

La constipation peut naître sous l'influence d'une foule de causes en tête desquelles je place les habitudes sédentaires.

Les femmes sont plus souvent constipées que les hommes; l'âge avancé prédispose singulièrement à cette affection. L'usage habituel des vins généreux et secs, des liqueurs alcooliques, des médicaments narcotiques ou astringents, la diète un peu prolongée, le séjour au lit, les voyages longs ou fréquents en voiture, telle est l'énumération rapide des causes qui font naître la constipation.

Les effets et les symptômes de la constipation varient du plus au moins suivant l'ancienneté de la maladie et la facilité des évacuations.

Chez certaines personnes, c'est à peine une incommodité; chez d'autres, les vieillards surtout, la maladie prend un haut degré de gravité en raison des accidents auxquels elle peut donner lieu. Dans presque tous les cas, l'appétit diminue, et la digestion se ressent du malaise des dernières voies. Chaque digestion s'accompagne de flatulences gastriques, de tension gastro-abdominale, de gaz bruyants et mobiles dans l'intestin, de pesanteur générale, d'apathie, de douleurs lombaires. Il existe une sensation pénible de poids sur l'anus et dans le bas ventre.

La circulation abdominale entravée par l'accumulation de matières fécales dans la dernière partie du gros intestin occasionne des hémorrhoïdes qui dégénèrent quelquefois en tumeurs de mauvaise nature; provoque des congestions au foie, à la rate, modifie le cours de la bile, *fait refluer le sang au cerveau*, détermine des congestions de cet organe et même des *coups de sang*.

L'homme constipé est inapte au travail, sujet à des étourdissements, des vertiges, est somnolent.

Chez les femmes, c'est l'origine de flueurs blanches débilitantes, de pertes utérines, de déplacements de la matrice.

Les efforts nécessaires pour aller à la selle sont souvent cause de chûtes du rectum, de fissures à l'anus, maladie horriblement douloureuse, de hernies ou d'engouement de hernies anciennes, de rupture d'anévrysmes, en un mot de tous les accidents que peuvent produire les efforts en général. On voit à quels nombreux dangers expose la constipation. La diarrhée peut exister concurremment avec la constipation ; on en verra des exemples frappants dans quelques observations qui vont suivre, page 41, 42, etc., etc. Ce n'est pas le lieu d'expliquer ici cette apparente contradiction. Il est évident que pour se mettre à l'abri des accidents auxquels peut donner lieu la constipation, il faut en détruire la cause, on ne réussira qu'à ce prix ; mais, ainsi que je l'ai déjà fait remarquer, il arrive souvent que l'effet persiste, malgré l'éloignement de la cause, c'est ce qui arrive quand la cause durant depuis longtemps, les organes ont pris certaines habitudes morbides qu'il est très-difficile de leur faire perdre.

Il faut donc traiter la maladie elle-même. Les purgatifs sont les médicaments les plus rationnellement indiqués. Mais ici je dois faire une remarque, c'est que l'administration des purgatifs est presque constamment suivie d'une augmentation dans l'intensité de la constipation ; donc, les purgatifs ordinaires administrés dans le but de vaincre un resserrement habituel du ventre manquent non-seulement leur but, mais paraissent au contraire produire un effet complètement inverse, c'est-à-dire augmentent la maladie. A la suite des observations, j'exposerai en quelques mots la manière d'agir des Eaux minérales purgatives et je ferai ressortir les différences de leur action comparée à celle des purgatifs pharmaceutiques.

24ᵉ Observation.

M. L. est un vieillard de soixante-dix ans qui a beaucoup voyagé
en voiture pour son commerce et qui est constipé depuis près de
quarante ans. Il a fréquenté un grand nombre de stations minérales
réputées purgatives et sans grand profit. Sa constipation dure souvent de dix à douze jours, il a une céphalalgie à peu près continue,
a l'air constamment somnolent, éprouve des douleurs lombaires et
est affligé d'une hernie survenue pendant des efforts de défécation.
Cet homme est aujourd'hui très-casanier.

Au bout de peu de temps de l'usage de la source Marie en boisson,
il a trois à quatre selles purgatives par matinée. Les douleurs de la
tête, du ventre, diminuent considérablement pendant tout le temps
qu'il fait usage de l'eau, mais les accidents se reproduisent pendant
l'hiver par suite du retour de la constipation.

25ᵉ Observation.

Mˡˡᵉ B. 55 ans, sans profession. Il y a deux ans, elle fut prise de
symptômes d'embarras bilieux à forme abdominale. Malgré des évacuations par haut et par bas, il lui resta un état saburral de l'estomac caractérisé par : une langue recouverte d'un enduit blanchâtre,
mauvaise bouche, sensation d'amertume et d'empâtement, sensibilité au creux de l'épigastre, renvois nidoreux, pas de vomissements,
constipation qui a duré jusqu'à vingt jours. Digestions très-pénibles,
hémorrhoïdes. Cette femme fut purgée par l'usage de l'eau, mais
ayant négligé les précautions hygiéniques que je lui avais recom-
mandées, l'amélioration ne persista pas.

26ᵉ Observation.

M. G. court, replet, âgé de 32 ans, atteint d'une acné des épaules
et de la face, ne va à la selle que tous les quatre ou cinq jours. Il a
souvent la tête lourde, le ventre embarrassé, la figure rouge, les
yeux injectés, il est nonchalant, apathique. Il fit usage de l'Eau de
la Source Marie pendant une quinzaine de jours, obtint des résultats purgatifs fort remarquables, qui allégèrent la tête et éteignirent
à peu près complètement les boutons d'acné qui lui couvraient les
épaules et le visage.

27ᵉ Observation.

M. G., jeune homme paralysé du côté gauche depuis cinq ans, en
voie d'amélioration et même de guérison, faisant usage depuis quelques années des Eaux de Bourbonne-les-Bains. Il est à noter que sa
maladie s'amende progressivement, mais que chaque fois que les
fonctions du ventre ne se font pas régulièrement, il y a un temps

d'arrêt et que même l'amélioration rétrograde. L'on sait que les Eaux de Bourbonne prises à l'intérieur, constipent. Or, comme il est urgent pour M. G. d'avoir constamment le ventre libre, il ne peut arriver à ce résultat qu'en se mettant au régime presque continuel des laxatifs, mais l'estomac ne tolérerait pas longtemps l'administration quotidienne d'un sel neutre ou d'huile de ricin ou d'un autre purgatif sans en souffrir. M. G. fut envoyé à Vittel dans le but de se soustraire en même temps à la constipation et aux effets des purgations répétées. L'usage de la Source Marie lui réussit si bien que la liberté de ventre qu'il acquit à Vittel, se continua une grande partie de l'hiver et que la constipation ne se reproduisit que quand les effets consécutifs de l'eau furent épuisés. L'année suivante, le phénomène se renouvela, mais le relâchement du ventre persista plus longtemps.

28e Observation.

M. G. est constipé depuis six ou sept ans. Il a été en proie depuis ce temps à une foule d'accidents graves dépendant tous de la constipation comme : eczéma de la marge de l'anus, donnant lieu à des démangeaisons insupportables, ténesme rectal des plus incommodes, bourrelets hémorrhoïdaux à l'état de congestion permanente. Chaque effort de défécation amène au-dehors cinq à six centimètres d'intestin et les hémorrhoïdes irritées. La réduction de la portion de l'intestin sortie se fait avec difficulté et au prix de grandes douleurs, la moitié de la nuit se passe ordinairement en efforts de réduction. Flatulences et chaleurs abdominales. — Dyspepsie. — Accès d'hypochondrie, amaigrissement très-notable, privation de sommeil. En somme, cette affection, chez un homme jeune, a apporté une telle perturbation dans toutes ses fonctions et a tellement abattu son énergie, qu'il lui est déjà venu à plusieurs reprises l'idée du suicide.

Une première saison en 1859 apporta une telle amélioration dans son état, que je constatais à son départ :

Embonpoint très-sensible; l'appétit est très-bon ainsi que le sommeil. L'éruption de la marge de l'anus a disparu; chaque garde-robe s'accompagne bien encore de la sortie des hémorrhoïdes et d'une portion de l'intestin, mais le tout rentre maintenant avec une grande facilité et par une simple pression. La région du foie n'est plus le siége d'aucune sensation douloureuse. M. G. est très-gai.

Une seconde saison l'année suivante, aidée par des douches ascendantes froides, lui procura une *guérison* complète.

Cette affection était fort grave ; cependant sous l'influence de l'usage de l'eau de la Source Marie, tout disparut en deux saisons. La constipation ne datait pas d'une époque bien éloignée, et pourtant elle avait tellement ébranlé la constitution, elle avait jeté une perturbation tellement grande dans les fonctions de nutrition et même dans les fonctions cérébrales, que l'existence était sur le point de devenir intolérable.

29e Observation.

Mme M. âgée de 42 ans, longue, maigre, jaune, éprouve depuis deux ans, à la suite d'une maladie gastro-intestinale, une constipation qui dure quelquefois jusqu'à quinze jours. Sensation de barre au creux de l'estomac, distension gazeuse épigastrique dans le dernier temps de la digestion, expulsion de gaz par haut et par bas avec soulagement. Appétence pour les acides et les aliments de haut goût. Menstruation irrégulière, leucorrhée, peau sèche, embarras de la tête, insomnie.

Cette femme ne prit qu'une saison incomplète et irrégulière de dix huit jours; malgré l'insuffisance des moyens employés, il y eut de l'amélioration à ce point, qu'elle avait, sans le secours des lavements, une selle à peu près régulière tous les trois jours.

Je comptais beaucoup sur les effets consécutifs, mais je n'eus plus de cette femme aucune nouvelle.

30e Observation.

Mlle B. 47 ans. Depuis une vingtaine d'années, les fonctions abdominales ont commencé à devenir plus rares et plus difficiles et peu de temps après, la digestion se dérangea. Le ventre est rétracté et sensible le long du colon transverse et du colon descendant; il y a des hémorrhoïdes gênantes et douloureuses quand la constipation dure depuis plus longtemps que d'habitude; elle éprouve des chaleurs à la figure et la sensation constante d'une barre autour de l'estomac. Les habitudes sédentaires de cette femme depuis son jeune âge me paraissent être la cause de son affection. L'efficacité de l'eau ne se prononça qu'au bout d'une dizaine de jours, il y eût quelques selles molles d'abord, puis de vraies débâcles stercorales, ensuite les selles devinrent régulières de deux jours l'un; leur facilité améliora l'état des hémorrhoïdes et de l'estomac; les digestions devinrent plus rapides, les gaz diminuèrent. Cette amélioration progressa.

31e Observation.

Mlle M. 45 ans, mène depuis une quinzaine d'années une vie très-sédentaire et apathique, elle restera toute une journée sur sa chaise sans remuer, sans même se lever pour satisfaire ses besoins. La palpation du ventre fait reconnaître des tumeurs mobiles multiples, sensibles à la pression : ce sont des amas de matières stercorales, tantôt isolées, tantôt rangées en chapelet. Les efforts de défécation sont douloureux et ont amené au dehors de l'intestin des tumeurs hémorrhoïdales presque constamment irritées ; quelques-unes même sont ulcérées et suppurent.

L'amélioration fut très-grande au bout d'une première saison : ainsi les hémorrhoïdes se sont considérablement affaissées, les selles sont devenues plus faciles, le ventre moins sensible. Je regrette de n'avoir plus eu de nouvelles de cette femme depuis ce moment.

32e OBSERVATION.

M.R., 24 ans, est un Espagnol atteint depuis sept ans d'une constipation opiniâtre et d'engorgement du foie ; cette dernière maladie est évidemment la conséquence de la première. Il est très-maigre, sa peau est sèche, presqu'aride, ses digestions sont pénibles et il lui faut de grandes précautions dans son régime. Toute la région du foie est dure au toucher, résistante, sensible à la pression. Il éprouve un sentiment de malaise général et des coliques qui ont souvent fait croire à des coliques de miserere, les lavements sont complètement inefficaces ; hémorrhoïdes douloureuses, turgescentes, ventre rétracté, abattement général, hypochondrie.

Une saison de vingt-quatre jours procure une amélioration des plus remarquables, qui ne se manifeste qu'au bout d'une quinzaine de jours et à la suite d'une débâcle considérable de matières fécales dures et noirâtres. A partir de ce moment, les selles devinrent à peu près quotidiennes, il reprit de la gaieté, les hémorrhoïdes diminuèrent, les coliques disparurent complétement.

33e OBSERVATION.

Mme L., âgée de 47 ans, a eu le choléra en 1854 ; depuis ce temps, ses fonctions digestives sont dans le plus grand délabrement. Elle n'a point d'appétit pour la viande, a la bouche constamment amère ; ses digestions sont difficiles, laborieuses, flatulentes, elle a souvent des renvois de mauvaise odeur et du gargouillement abdominal. Les fonctions du ventre sont rares et difficiles ; il y a de la sensibilité à la pression le long du colon ascendant et du colon transverse ; il s'est développé depuis huit à dix ans des hémorrhoïdes douloureuses.

Les purgatifs ont constamment augmenté sa constipation.

Après une saison ordinaire, son appétit est beaucoup meilleur, ses digestions sont plus faciles, elle mange de la viande, non-seulement sans répugnance, mais même avec plaisir ; elle a aujourd'hui une selle tous les deux jours à peu près régulièrement.

Il est quelques maladies dans lesquelles le praticien faisant usage des purgatifs, ne se propose que d'évacuer les matières renfermées dans l'intestin, soit qu'elles y jouent le rôle de corps étranger comme dans les constipations très-opiniâtres, ou que leur présence soit pour l'économie la source de quelqu'infection comme dans les fièvres putrides, les fièvres bilieuses ; dans d'autres cas, il s'agit d'opérer sur la surface de l'intestin une révulsion énergique au profit de quelqu'organe malade ; l'intestin se prête d'autant mieux à la révulsion que sa surface est très-étendue et qu'il a des connexions avec toutes les autres parties de l'économie. Les purgations trouvent dans la médecine pratique les applications les plus heureuses et les plus variées.

Les observations précédentes démontrent quelle est l'influence fâcheuse de la constipation sur la santé et de quelle importance sont les précautions et les médicaments qui ont pour résultat de débarrasser l'intestin des matières qui l'encombrent.

La liberté du ventre fait l'objet d'un précepte qu'on retrouve dans les premiers écrits qui traitent de la médecine. Du reste, la constipation n'est jamais une affection isolée ; elle peut exister par elle-même et servir de point de départ ou d'accompagnement à d'autres maladies, ou bien être le résultat de quelque désordre dans les organes ; quoi qu'il en soit, il est très-rare qu'elle persiste pendant quelque temps sans devenir un danger pour la santé ; car, dans les maladies aigües, elle aggrave les symptômes ; dans les maladies chroniques, c'est toujours une complication et très-souvent toute la maladie.

La première indication à remplir dans les cas de ce genre, c'est de combattre la constipation. Suivant sa nature et les causes qui y ont donné naissance, il y aura à faire choix de médications et de médicaments divers, mais dans tous les cas il faudra d'abord éloigner la cause : les habitudes sédentaires seront remplacées par un exercice convenable ; l'alimentation sera modifiée et on s'abstiendra des aliments capables de provoquer le resserrement du ventre. Le choix des médicaments laxatifs n'est pas chose indifférente. Si la constipation provient d'une atonie de la dernière portion du tube digestif, il faudra employer les excitants généraux et spéciaux ; est-elle sous la dépendance d'un affaiblissement constitutionnel, comme chez les femmes en général, chez les anémiques, les chlorotiques, les toniques joueront le plus grand rôle dans la cure. S'agit-il d'une surexcitation trop vive des organes de la digestion, les émollients remplaceront les toniques. Nous posons en principe général, qu'une constipation d'ancienne date a besoin d'un long traitement et surtout d'un traitement à long effet. Si l'intestin a perdu pendant huit, dix, quinze ans, la faculté de se débarrasser du résidu de la digestion ; si le rectum, incapable de réagir contre les matières qui s'accumulent à son extrémité, en vient jusqu'à se distendre démesurément, au point d'occasionner des rétentions d'urine, des paralysies de vessie, des renversements de l'utérus, des fleurs blanches épuisantes, il faut bien admettre que la constitution a été modifiée désavantageusement et que plus la constipation se prolongera, plus l'économie aura à souffrir. Car, plus la constipation dure, plus elle a de tendance à se perpétuer. Ce n'est donc pas en quelques jours qu'on peut espérer pouvoir détruire une constipation ancienne. Je ne dis pas qu'un purgatif qu'il faudra toujours dans ce cas choisir parmi les plus énergiques, ne parviendra pas à expulser de l'intestin des matières plus ou moins abondantes, mais qu'on n'aille pas confondre le résultat immédiat avec le résultat consécutif d'un purgatif en pareille occasion.

D'abord, comme résultat immédiat, le nombre des selles peut être très-variable et même très-abondant, sans que pourtant l'intestin soit complétement débarrassé des matières qu'il renferme. Dans l'observation 32e, des purgations ont amené de vraies débâcles intestinales, et cependant il restait encore dans l'intestin des matières durcies qui ne disparurent qu'à la longue et après une modification profonde des fonctions de l'intestin, voici un autre exemple.

Un jeune homme très-robuste, cultivateur, menant la vie pénible de l'homme qui travaille à la campagne, du reste bien nourri et dans de bonnes conditions hygiéniques, reste trois à quatre jours sans aller à la selle; il est pris tout à coup de coliques atroces et de vomissements bilieux avec tumeur dans le flanc droit; rien ne peut calmer ses douleurs, ni la chaleur, ni les frictions; on lui donne un purgatif qui lui procure vingt à vingt-cinq selles, il y a un calme momentané, la diarrhée continue pendant deux jours par suite du purgatif, ensuite tous les accidents se reproduisent, je le vois alors pour la première fois. La tumeur abdominale est oblongue, volumineuse, un peu mobile, douloureuse, bosselée, placée dans la direction du colon ascendant. Elle est le point de départ des coliques, le reste de l'abdomen est indolore. Jugeant que j'avais affaire à une accumulation de matières fécales durcies qui avaient distendu et enflammé l'intestin qui s'était ensuite moulé sur leur surface, et que le purgatif n'avait pu entraîner, malgré la persistance et l'abondance de son effet, j'instituai un traitement antiphlogistique local et général; l'inflammation diminua et sans autres adjuvants intestinaux que quelques lavements, il arriva par les selles des matières noires d'une dureté pierreuse, la convalescence s'établit immédiatement, et peu de temps après ce jeune homme était complétement guéri.

Cet exemple prouve que l'effet immédiat d'un purgatif n'est pas toujours de nettoyer complétement l'intestin.

Les effets consécutifs, c'est-à-dire, la suite d'une purgation, sont loin de remplir toujours le but qu'on se propose. Dans les observations précédentes, on a pu remarquer que l'administration d'un purgatif était presque toujours suivie d'une augmentation de la constipation; en se purgeant, on ne faisait qu'augmenter le mal au lieu de le faire disparaître. Je disais que pour combattre avec efficacité une vieille constipation, il fallait modifier les habitudes intimes de l'intestin; or, ce n'est pas par une agression brusque, par une perturbation violente comme celle que produisent les purgatifs énergiques qu'on réussira; il faut que le médicament, pour être efficace, procède avec lenteur; il est nécessaire que son action se porte successivement sur toutes les parties non-seulement de l'intestin, mais de toute l'économie; il est important qu'il agisse jour par jour, sans brusquerie mais sans arrêt. Il ne s'agit pas de jeter en quelques minutes une grande quantité de sérosité dans l'intestin, il vaut beaucoup mieux l'y faire arriver peu à peu, de manière qu'elle ramollisse, qu'elle détrempe lentement les matières durcies qui finissent par être liquefiées et entraînées au dehors.

L'emploi de l'eau magnésienne de la source Marie remplit de tout point les indications que nous venons de poser. Elle est relâchante, mais par degrés, jour par jour, sans perturbation violente, et avec une action soutenue comme l'exigent les affections chroniques de l'abdomen.

Il est plus important d'obtenir des selles régulières que des selles nombreuses. Au surplus, l'usage de l'eau de la source Marie, dirigé d'une certaine manière, peut produire de nombreuses et abondantes purgations; j'utilise cette propriété dans les divers cas où cette indication se présente.

CHAPITRE VI.

MALADIES DU FOIE.

Par son volume, l'importance et la multiplicité de ses fonctions, le foie est un organe qui a de tout temps, pris une place capitale dans la pathologie humaine. L'énumération des actes physiologiques que cette glande est chargée d'accomplir, donnera une idée du rang qu'elle doit prendre dans l'étude des maladies. 1o Sécrétion et excrétion de la bile; — 2o Production du sucre; — 3o Production de la graisse; — 4o Transformation en fibrine de l'albuminose à la suite de la digestion.

Ainsi, non-seulement l'altération peut porter sur les fonctions de l'organe, mais sa structure elle-même peut être modifiée par la maladie, sans que les résultats fonctionnels soient notablement en souffrance, comme dans l'hypertrophie simple, par exemple. Tout ce qui touche à la digestion d'une manière directe ou indirecte, comme nous en avons fait la remarque pour l'estomac, souffre plus ou moins toutes les fois que l'organisme est atteint par la maladie, ce qui faisait dire à de grands pathologistes que beaucoup de maladies aigües ont du retentissement sur le foie, et que dans les maladies chroniques, il y en a très-peu dans lesquelles ce viscère ne soit pas atteint.

Par sa position presque superficielle, le foie est exposé à des contusions ; par son poids, à des secousses violentes dans les chûtes ; sa constitution éminemment vasculaire le rend très-propre aux congestions et aux hémorrhagies; l'inflammation peut s'en emparer et se terminer comme partout ailleurs par des abcès, le ramollissement, la gangrène ; il peut augmenter et diminuer de volume ; être envahi par des productions tuberculeuses, cancéreuses, mélaniques ; devenir le siége de cette maladie singulière, caractérisée par la présence d'animaux doués d'une vie particulière, les acéphalocystes; changer de nature comme dans la cyrrhose, être le théâtre de désordres syphilitiques très-graves ; en un mot, le foie partage non-seulement à un haut degré les conditions morbides des autres organes, mais il paraît être en plus le siège de prédilection de certains désordres dont on n'a jamais trouvé d'analogues dans d'autres parties du corps.

Bile. — La bile est un produit de sécrétion du foie, indispensable à la digestion et qui a ses maladies propres. Elle peut augmenter ou diminuer de quantité, devenir plus épaisse ou plus fluide; ne pas couler dans l'intestin, comme dans l'ictère confirmé ; être l'origine de concrétions plus ou moins volumineuses, depuis le sable fin jusqu'à la grosseur de l'œuf de poule, c'est ce qu'on appelle gravelle et calculs biliaires, maladie fort grave et des plus douloureuses. Les altérations de la bile ont une influence très-remarquable sur les digestions.

La bile imprime au tempérament un caractère particulier qui a été décrit et classé sous le nom de *tempérament bilieux*. De plus, deux maladies semblent se rapporter à quelque modification biliaire, la mélancolie et l'hypochondrie, toutes deux de la famille des maladies mentales.

Sucre. — Le diabète sucré, maladie des plus singulières et des plus graves, est caractérisée par la présence dans l'urine d'une quantité plus ou moins abondante de sucre incristallisable. La production du sucre dans le foie n'est pas une sécrétion, c'est le résultat de la désassimilation des éléments anatomiques du foie, c'est par conséquent le tissu même du foie qui fournit directement les matériaux de la formation du sucre; cette admirable découverte est toute moderne, elle est dûe au génie de l'illustre professeur de physiologie du Collége de France, M. Cl. Bernard. Je ne donnerai pas ici l'exposé des théories émises sur la glucosurie ou diabète sucré, je me contenterai de répéter que c'est une maladie très-grave et d'autant plus grave qu'elle est plus ancienne.

Graisse. — L'étude de cette question pourrait conduire à une thérapeutique satisfaisante de l'obésité, mais jusqu'ici elle n'a pas donné de résultats bien saillants.

Transformation de l'albumine en fibrine. — Dans l'albuminurie, ou maladie de Bright, on trouve toujours, il est vrai, les reins malades, mais on trouve souvent aussi des altérations dans le tissu du foie. Jusqu'ici, on a considéré exclusivement le rein comme la source de la présence de l'albumine dans les urines, mais la marche et les symptômes de la maladie, les altérations fréquentes que l'on rencontre dans le foie, permettent de chercher aussi bien dans la perturbation des fonctions de cet organe que dans celles des reins la cause de l'albuminurie. En effet, quoique les reins soient constamment altérés dans la maladie de Bright, on trouve toujours dans ces cas, une stase sanguine dans le tissu du foie, et un engorgement considérable de la veine-porte; il y a donc indication à provoquer dans cet organe une circulation plus énergique, nous verrons plus tard comment on peut y parvenir; nous allons donner d'abord quelques observations de maladies diverses du foie, dans lesquelles l'eau de la source Marie a été employée avec les résultats les plus remarquables.

34e Observation.

Madame M., 39 ans, soumise pendant cinq à six ans aux influences pernicieuses d'un climat toxique en Algérie, arrive par les progrès lents de la maladie et la répétition des accès de fièvre intermittente à une détérioration telle qu'on juge qu'un plus long séjour doit lui coûter la vie. Après sa rentrée en France, elle a quelque répit, retourne en Algérie, y reprend des accès, son foie acquiert des dimensions énormes et on ne tarde pas à soupçonner une affection calculeuse des voies biliaires. En effet, Mad. M. avait eu quelques coliques hépatiques, des vomissements bilieux, de la jaunisse; les accès allèrent se renouvelant jusqu'à deux fois par mois avec une intensité variable, quoique toujours violente.

Sa constitution porte les traces d'une débilité profonde, la peau est jaunâtre, les chairs flasques; il y a des palpitations fréquentes, et incommodes, du souffle aux carotides, de l'essoufflement, de l'œdème aux membres inférieurs, surtout le soir. L'appétit est capricieux, les digestions assez faciles, mais s'accompagnant toujours de gaz et d'un sentiment de plénitude incommode au creux de l'épigastre et dans l'hypochondre droit. Constipation habituelle durant cinq à six jours, sommeil mauvais, décubitus impossible sur le côté gauche; ventre volumineux, empâté.

La rate est considérablement augmentée de volume. Le foie est le siége d'une tuméfaction considérable dont les limites empiètent sur les organes voisins dans tous les sens; en haut, sa limite supérieure correspond au centre de la mamelle peu volumineuse; en bas on sent son bord inférieur au niveau de l'ombilic, à gauche il dépasse de beaucoup la ligne médiane, la palpation détermine une douleur vive qui se ressent dans le dos, et a pour siége la face concave du foie. La vésicule biliaire dépasse le sillon où elle est logée normalement, et forme une tumeur circonscrite, sensible à la pression.

Madame M. n'a pas eu de crise depuis une douzaine de jours; mais certains symptômes avant-coureurs bien connus d'elle, accélérés peut-être par la fatigue du voyage lui présagent un accès prochain.

Le troisième jour, une crise éclate, elle dure trois heures, je provoque une selle qui amène du sable et un gravier de cholestérine. Au traitement par la boisson, je joins un bain quotidien tempéré, des frictions sèches sur le corps et les membres, remplacées plus tard par des frictions aromatiques, et de l'exercice suivant les forces de la malade. Les premiers effets de l'eau se firent remarquer sur la constitution générale, sur les fonctions digestives et intestinales, sur le sommeil. Les urines coulent abondamment; elles sont limpides et acides. Une crise survenue au bout de douze jours n'est pas à beaucoup près aussi violente que les crises habituelles; je recueille une grande quantité de sable brun et deux graviers. Huit jours après très-légère crise, beaucoup de sable, une selle spontanée.

Le foie a diminué de deux centimètres à la partie inférieure, mais très-peu à sa partie supérieure: il y a du retrait du côté de l'épigastre, la tumeur biliaire s'est légèrement affaissée; la palpation, la pression sont très-supportables. La rate mesure 0,10 de hauteur. L'œdème a complétement disparu, les digestions sont meilleures, moins pénibles, la peau s'éclaircit. Enfin, Madame M. commence à croire qu'elle guérira. Je lui recommande de continuer l'eau chez elle, en attendant le temps favorable de la saison prochaine. Les accès sont courts et très-supportables.

L'hiver suivant a été traversé par quelques crises qui ont toujours coïncidé avec une moindre liberté du ventre, la rigueur de la saison a détruit quelques-uns des bons effets de la saison de 1858, mais à la fin de celle de 1859, l'amélioration avait considérablement progressé. L'œdème avait disparu de nouveau. L'appétit est bon, les selles quotidiennes et franchement bilieuses, elle a eu une crise avec débâcle de gravier biliaire.

Pour arriver à ce résultat des plus satisfaisants, j'ai fait usage de l'eau de la source Marie en boisson, de grands bains et de douches sur la région du foie.

35e Observation.

M. le docteur R. a exercé pendant trente ans la médecine dans l'Inde et au Brésil. Il est âgé de soixante-dix ans. Hypochondriaque renforcé, il serait impossible de dire tout ce qu'il éprouve et tout ce qu'il n'éprouve pas. Je résume son état en quelques mots. Il est très-maigre et visiblement en voie de décadence sénile. Les fonctions de la peau sont nulles, elle est aride, écailleuse, jaune et imprégnée de bile. Il est criblé de névralgies. Il éprouve des palpitations fréquentes sans que l'auscultation dénote rien au cœur. Il n'a plus d'appétit, ses digestions sont interminables, sans cependant le faire souffrir. Il est tourmenté d'hémorrhoïdes et d'une constipation habituelle qui alterne avec des débâcles de produits bilieux, de sables cholestériques, de graviers plus ou moins volumineux tantôt lisses, tantôt cariés. Depuis longtemps il éprouve de la dysurie et est atteint d'un catarrhe vésical léger. Il est très-impressionnable au physique comme au moral ; c'est en un mot le résumé pathologique des maladies bilieuses, greffées sur un tempérament de même nom exagéré par un long séjour dans les pays chauds.

Il a fait usage des médications les plus variées, a fréquenté Vichy, Bade, Niederbronn, Carlsbad, etc.

A la suite d'une vingtaine de jours qu'il passa à Vittel, ne faisant usage de l'eau de la source Marie qu'à doses très-modérées, il éprouva une amélioration très-manifeste du côté de la vessie, la dysurie disparut ainsi que le catarrhe ; du côté du foie, la cholestérine fut trouvée dans les selles en quantité prodigieuse, les palpitations s'amendèrent considérablement.

36e Observation.

Madame C., 60 ans, est atteinte depuis quatre ou cinq mois d'engorgement du foie et de la vésicule biliaire. Elle fut prise d'abord de diarrhée par suite de refroidissement. Point de côté, perte de l'appétit, très-grande faiblesse, vomissements bilieux sous forme de crises trois fois en quinze jours. Fonctions du ventre rares et difficiles, urines épaisses de couleur jaune très-foncée. On n'y a jamais trouvé ni sable ni graviers. Tuméfaction et sensibilité du foie au niveau de la vésicule; dimensions du foie exagérées, teinte sub-ictérique de la peau.

Usage à Vittel de la grande Source et de la Source Marie alternées; grands bains, douches sur la région du foie.

A son départ, Mme C., était complètement débarrassée de sa maladie du foie, son appétit était remarquablement développé, les fonctions du ventre se faisaient parfaitement.

L'hiver suivant il y eut une rechûte, une nouvelle saison eut une efficacité aussi prompte que la première et depuis cette époque, Mme C. jouit d'une parfaite santé.

37e Observation.

Au mois de mai 1860, un jeune homme d'une vingtaine d'années, petit, mais robuste fut pris de malaise, d'anorexie, de douleurs en ceinture; langue blanche, envies de vomir, sensation obtuse dans tout l'hypochondre droit, fièvre continue avec redoublements nocturnes, etc. Diagnostic, hépatite aigüe. — Traitement : antiphlogistiques locaux, grands bains, cataplasmes sur la région du foie, purgations répétées. — Au bout d'un mois, une tumeur vient faire saillie au creux de l'estomac, il n'y eût jamais d'ictère. La fluctuation étant évidente, l'abcès est ouvert au moyen de la potasse caustique, il s'écoule une grande quantité de pus : le malade est grandement soulagé ; les fonctions de l'estomac sont fortement compromises; la suppuration est abondante, il existe encore au bout d'un mois un pertuis fistuleux qui laisse passer une notable quantité de suppuration tenue dans les vingt-quatre heures, les forces ne reviennent que très-lentement, le foie reste très-gros et très-gênant. Je mets ce jeune homme d'abord à l'usage de l'eau de la Grande Source, transportée, au bout de peu de temps l'appétit est revenu, le sommeil est excellent, il y a de la tendance à la constipation, je prescris l'eau de la Source Marie, elle provoque des selles abondantes sans fatigue et une quinzaine de jours après, cette maladie des plus graves, d'une durée si longue ne laissait pour traces de son passage qu'une cicatrice solide au creux de l'estomac et un foie volumineux encore, mais nullement gênant et dont le retrait s'opéra insensiblement et ne fut complet qu'au bout de six mois.

38e Observation.

Une dame d'une quarantaine d'années m'est envoyée en 1858 atteinte de gravelle rénale et biliaire, mais cette dernière prime tellement l'autre qu'il est à peine utile de mentionner ce qui se passe du côté des reins. La constitution de cette femme est profondément délabrée, le mauvais état de son estomac et ses souffrances habituelles ont produit une anémie grave qui vient compliquer la maladie principale.

Œdême considérable des jambes, ascite, bouffissure de la face, pas d'affection organique du cœur, pas d'albumine ni de sucre dans les urines.

Sensation de poids très-incommode dans le flanc droit, il lui est impossible de se serrer même médiocrement ; par la pression , sensation douloureuse dans tout le côté droit, plus vive au creux de l'épigastre. — Les dimensions du foie sont exagérées dans tous les sens; il n'y a jamais eu de jaunisse , mais la peau a depuis très-longtemps cette teinte particulière aux maladies chroniques des organes de la digestion. Elle a déjà fréquenté plusieurs stations minérales, fait une cure de raisin ; tout les médicaments qui ont de l'action sur la portion supérieure du petit intestin la soulagent sensiblement.

Sa première saison à Vittel lui fait rendre des sables hépatiques en abondance, l'hydropisie disparaît complètement, les forces générales augmentent d'une manière très-sensible. Pendant l'hiver, la maladie récidive, mais incomplètement, l'année suivante, une seconde saison a les plus heureux résultats, le foie rentre dans ses limites normales, l'hydropisie disparaît de nouveau , et cette malade s'en retourne dans des conditions de santé très-satisfaisantes.

La thérapeutique hydro-minérale des maladies du foie, la seule dont j'aie à m'occuper ici, a toujours mis au premier rang les eaux alcalines et les eaux purgatives qui ne sont du reste employées que dans les affections chroniques du viscère hépatique. Les préparations ferrugineuses et les eaux de cette nature comptent des succès éclatants dans les engorgements hépatiques et viscéraux résultant d'empoisonnement miasmatique.

Des médecins qui font des maladies du foie une étude spéciale, prescrivent, dans les habitudes congestives de cet organe, l'usage des eaux alcalines faibles et des purgatifs salins répétés. — En cela l'observation et le raisonnement sont parfaitement d'accord.

On a vu , en effet, des engorgements anciens du foie s'amender d'une manière inespérée sous l'influence de selles bilieuses spontanées. On n'eût qu'à imiter la nature dans le traitement de cas semblables, de là l'application si heureuse des purgations quotidiennes au traitement des engorgements chroniques du foie.

Mais les purgations quotidiennes ne sont pas toujours sans danger pour l'estomac, elles sont même souvent pour cet organe la cause de lésions plus ou moins graves ; il n'y a que les eaux minérales qui échappent à ce reproche et soient susceptibles de provoquer des selles abondantes non seulement sans fatiguer l'estomac, mais en provoquant même une énergie plus considérable dans l'appétit et l'acte de la digestion.

Quand la maladie se complique d'épanchements séreux dans le péritoine, dans le tissu cellulaire sous-cutané, il y a grande utilité à augmenter la quantité de l'urine pour faire disparaître ces infiltrations et de plus il sera toujours urgent d'agir sur l'intestin à titre de dérivatif.

Les expériences de M. Cl. Bernard, démontrent que la presque totalité des matériaux de la digestion traverse le foie avant de faire partie du sang, il n'est pas étonnant d'après cela que les fonctions de cet organe se modifient profondément sous l'influence d'un courant d'eau qui y introduit des substances médicamenteuses pendant vingt jours et plus. En second lieu, un grand nombre de maladies du foie provenant de quelque dérangement dans les fonctions de l'estomac, se modifieront nécessairement en même temps que l'estomac lui-même récupérera ses fonctions normales. Traiter l'estomac dans ces cas, c'est traiter le foie ; guérir l'un, c'est mettre l'autre dans les conditions les plus favorables pour obtenir une guérison.

Les observations précédentes démontrent surabondamment que la station hydro-minérale de Vittel ne le cède en efficacité à aucune autre dans la cure des maladies du foie, et que de plus l'usage de l'eau, loin d'être une source de dangers pour l'économie lui apporte au contraire tous les éléments d'une prompte reconstitution.

CHAPITRE VII.

MALADIES DE LA CIRCULATION.

§ 1. — Maladies du cœur.

Le cœur, ce *trépied vital*, est un muscle creux qui a pour fonction de pousser le sang dans les canaux destinés à la circulation. Il est soustrait à l'influence de la volonté et bat à l'insu de l'être qui en est pourvu ; il n'est pas d'organe qui fonctionne d'une manière aussi rapide ni aussi continue. Son importance rend toutes ses maladies graves et il est une foule de causes qui peuvent apporter dans sa texture anatomique et dans son fonctionnement des perturbations.

» Lorsqu'on réfléchit que cet organe, malgré les temps
» de repos, est sans cesse actif depuis la naissance jus-
» qu'à la mort ; qu'il est parcouru par un fluide dont les
» altérations fréquentes ne sont plus contestées aujour-
» d'hui par personne ; qu'il s'émeut ainsi que tout le
» système circulatoire au moindre trouble fonctionnel ou
» organique (ce qui constitue la fièvre) ; quand on considère
» qu'il est influencé à tous les instants par les modifica-
» tions physiologiques ou morbides survenues dans la
» fonction d'hématose ; enfin, quand on se rappelle que les
» passions et tous les mouvements qui viennent agiter le
» système nerveux ont un retentissement subit dans le
» cœur, doit-on être surpris que ce viscère entre si fré-
» quemment en souffrance et que ses altérations soient
» si nombreuses et si variées. Ainsi donc, soit directement,
» soit indirectement, toutes les causes de maladies agis-
» sent sur le cœur dont la séreuse interne se prend d'in-
» flammation sous les mêmes influences que les séreuses
» articulaires. » *(Compendium.)* Comme l'a démontré si clairement M. le professeur Bouillaud, certaines causes résident dans le cœur lui-même et dans les organes circulatoires, comme l'inflammation de l'endocarde, du péri-

3.

carde, des artères, la persistance du trou de Botal, les progrès de l'âge ; d'autres dépendent du fluide en circulation qui peut s'appauvrir au point de donner naissance à des bruits divers perceptibles à l'auscultation et amener par la suite une maladie organique du viscère.

Dans le poumon, dans les autres organes, nous trouvons des causes de maladies du cœur. Les maladies aigües, dit Corvisart, deviennent fréquemment causes de maladies organiques, non-seulement de la partie qui a été le siége de l'affection aigüe, mais même des organes voisins.

Les coups, les efforts sont une cause non équivoque de production des maladies du cœur. Les diathèses y jettent leurs produits tout aussi bien que dans les autres parties du corps.

Les modificateurs extérieurs, les boissons surtout mettent le centre circulatoire dans des conditions très-défavorables ; rien de plus commun que les maladies cardiaques chez les buveurs de profession.

Enfin, les lésions physiques ou morales du système nerveux revendiquent une part incontestable dans l'étiologie des affections dont il s'agit : « Les passions concen- » trantes, comme le chagrin, la crainte, la jalousie, etc., » congestionnent le cœur en diminuant sans doute l'inten- » sité des mouvements respiratoires, » (Senac) ; les passions expansives, comme la colère, la vengeance, les plaisirs de l'amour, conduisent aux mêmes résultats en accélérant les battements du cœur. « Si quelqu'un pouvait nier de bonne » foi ou douter seulement des fatales influences des pas- » sions sur le cœur, qu'il lui suffise de savoir qu'il se » déchire dans un accès de colère et cause la mort subite, » et je ne suis pas le seul médecin qui ait pensé que ses » lésions organiques sont plus fréquentes dans les temps » de révolution que dans le calme ordinaire de l'ordre » social. » (Corvisart).

Il me suffit d'avoir indiqué d'une manière rapide les causes diverses et nombreuses qui exercent leur influence pathologique sur le cœur ; comme il n'entre pas dans mon but d'écrire la monographie très-intéressante et très-importante des maladies de ce viscère, je me bornerai, après avoir donné quelques exemples, à de courtes remarques thérapeutiques, en tant qu'elles rentrent dans l'application de nos Eaux minérales.

39e OBSERVATION.

Mme F., qui fait, à titre de dyspeptique, le sujet de l'une des précédentes observations, était en même temps atteinte d'une affection organique du cœur. Un rhumatisme articulaire aigü survenu dans l'automne de 1857, s'accompagna de lésions cardiaques qui survécurent à l'affection rhumatismale. Elle éprouve des palpitations et des étouffements. L'auscultation dénote un souffle rude au second temps se prolongeant pendant les trois quarts de la durée du grand silence et un bruit de souffle un peu plus doux accompagnant le premier temps et couvrant le petit silence. Les palpitations et les étouffements existent non-seulement quand Mme F. marche, monte un escalier ou fait de grands mouvements, elle les ressent pendant le repos ; elle ne peut se coucher sur le côté gauche. Ses pieds n'ont jamais gonflé, elle n'a jamais craché de sang.

Il y a un peu d'hypertrophie ventriculaire et de l'anémie. Je la mets à l'usage de l'eau de la Grande Source, puis de l'eau ferrugineuse de la Source des Demoiselles avec les plus grandes précautions ; non-seulement il ne survint aucun accident du côté du cœur que je surveillais très-attentivement ; mais la sensation pénible qu'elle éprouvait dans cette région disparut ; toutefois, les phénomènes sthétoscopiques ne subirent aucune modification ; il y eut donc de l'amélioration ; je revis cette femme plus tard, l'amélioration persistait et persiste encore aujourd'hui.

40e OBSERVATION.

Une religieuse de soixante-cinq ans est atteinte d'une affection organique du cœur depuis plus de dix ans. Sa maladie beaucoup plus grave et plus avancée que dans le cas précédent a la même origine, elle s'est développée pendant la marche d'un rhumatisme articulaire. L'insomnie est presque complète ; elle éprouve des palpitations, des étouffements, de la toux en permanence, elle a craché du sang, ne peut se coucher sur le côté gauche, ne peut se tenir au lit qu'assise ; a les jambes enflées. Il existe un souffle très-rude au second temps, se prolongeant le long de l'aorte. (Insuffisance aortique.)

A son départ, elle dort un peu mieux, mais aucun des autres signes n'a varié.

Je ne m'attendais pas à avoir un résultat bien satisfaisant, et c'es déjà quelque chose que de n'avoir pas nui.

41ᵉ Observation.

Mˡˡᵉ V. J., jeune fille de vingt ans, habitant un village des Vosges, peu éloigné de Vittel. Tempérament lymphatico-bilieux, — constitution délabrée. En 1855 elle fut atteinte d'un rhumatisme articulaire aigū qui récidiva l'hiver suivant. Toutes les jointures furent prises. Traitée très-irrégulièrement et avec peu d'énergie, la maladie se prolongea, et trois ans après elle ressentait encore des douleurs erratiques, et depuis quatre mois elle était incommodée de palpitations. Il existe un bruit de frottement dur, coïncidant avec le premier temps, immédiatement après le grand silence; ce bruit s'entend à la pointe du cœur, exclusivement à gauche et ne se propage pas le long de l'aorte; il ne s'accompagne ni de reflux ni de pulsations veineuses ; les battements du pouls sont intermittents, il manque quelquefois à l'artère une pulsation que l'on constate cependant au cœur. Tantôt les contractions ventriculaires sont énergiques et rapides, tantôt lentes et sourdes; les intermittences se remarquent toujours pendant les contractions rapides et jamais pendant que le cœur bat lentement. Etouffements et menaces de défaillance, toux, anxiété presque continuelle; elle ne peut se coucher sur le côté gauche.

Il n'y a pas d'œdème aux membres. La menstruation est presqu'insignifiante et irrégulière. Je diagnostique une insuffisance auriculo-ventriculaire par suite de l'altération des valvules mitrale et tricuspide.

Une seule saison amena beaucoup de calme dans son état ; j'ai eu plusieurs fois occasion de la revoir: si les altérations du cœur n'ont pas rétrogradé, elles n'ont pas non plus progressé ; l'état local est resté stationnaire, mais l'état général a gagné très-sensiblement et l'amélioration se maintient.

Que doit-on entendre par amélioration d'une affection organique du cœur sous l'influence des Eaux minérales? Le sens que l'on doit attacher à ce mot doit varier suivant la nature de la lésion d'une part et les complications de l'autre.

Dans la première et la dernière des trois observations précédentes, nous retrouvons un élément commun, l'anémie qui complique l'affection organique. De tout temps, les préparations ferrugineuses ont été administrées avec succès dans cette maladie, il est donc tout naturel que leur efficacité ne se démente pas dans les cas dont il s'agit et apporte du soulagement malgré les désordres organiques dont le cœur peut être le siége.

Certaines indurations valvulaires, des produits plastiques de fraîche date ont-ils pu disparaître sous l'influence résolutive ou dissolvante de quelques eaux minérales? C'est possible, nous ne l'avons pas constaté ici, mais en raisonnant par analogie, on peut bien admettre que des eaux qui provoquent la résolution d'épanchéments fibrineux ou autres existant autour des jointures, peuvent bien avoir la même influence sur des produits analogues développés dans le cœur.

§ II. — MALADIES DU SANG.

A. ANÉMIE.

Cette maladie consiste essentiellement dans la diminution notable des globules. L'anémie n'est pas toujours le résultat de pertes de sang, comme le prouve l'anémie historique des mineurs d'Anzin.

A mesure que le chiffre des globules diminue, l'eau augmente; le sang devient plus ténu, plus aqueux, il est moins coloré; avec les globules disparait la matière colorante, et avec celle-ci le fer qui la constitue.

Suivant que les causes productrices de l'anémie auront agi de manière à produire une diminution lente ou subite de l'élément globulaire, les symptômes apparaîtront lentement ou brusquement.

Décoloration et affaiblissement, voilà le résumé pathologique des suites de l'anémie. Non-seulement la peau, mais toutes les muqueuses sont pâles; il y a souvent de la bouffissure à la figure et de l'œdême aux membres inférieurs, surtout autour des malléoles.

Il n'est pas une seule fonction qui ne se ressente de cet état d'allanguissement.

Céphalalgie, faiblesse musculaire, anxiété épigastrique, dyspepsie, dyspnée, essoufflement et palpitations au moindre exercice, dérangements menstruels, voilà ce que l'on constate habituellement; mais bien souvent aussi, dans l'immense variété des cas particuliers, il y a lieu de remarquer une multitude d'autres symptômes.

On rencontre, par exemple, divers troubles de la sensibilité ; tantôt c'est de l'hyperesthésie ou exagération, tantôt de l'anesthésie ou diminution de la sensibilité. Les sens peuvent acquérir une irritabilité insolite ; l'ouïe, par exemple, sera déchirée par des bruits extrêmement faibles. La peau s'agace à l'occasion des contacts les plus inoffensifs.

Signalons encore des sifflements, des bourdonnements d'oreilles, des vertiges, des hallucinations, de la nonchalance, une très-grande inaptitude au travail intellectuel et physique.

Est-il besoin de dire que chez les femmes, l'aménorrhée est un symptôme ordinairement lié à l'anémie, pour peu que celle-ci ait quelque intensité. La théorie physiologique prévoit ce résultat, et l'observation clinique le justifie journellement, à moins, toutefois, que ce ne soit par l'excès même du flux menstruel, par le fait de ménorrhagies répétées et abondantes, que la femme est devenue et demeure anémique.

Le pouls est généralement faible, et les contractions du cœur peu énergiques, quoique plus fréquentes qu'à l'état normal ; le cœur et les gros vaisseaux sont à peu près constamment le siége de bruits insolites et de mouvements désordonnés que révèle l'auscultation, et qui sont quelquefois perçus par le malade lui-même ; les mouvements tumultueux et désordonnés du cœur tiennent surtout au défaut de richesse du sang, qui ne stimulant plus ce viscère convenablement, le laisse en proie au désordre d'un système nerveux mal contenu, mal dirigé, car le sang est le régulateur du système nerveux. — *Sanguis moderator nervorum.* Ces troubles en imposent souvent pour des affections organiques beaucoup plus graves.

Comme causes prédisposant à l'anémie, nous noterons le sexe féminin, le tempérament lymphatique, parce que dans ces deux conditions de sexe et de tempérament, le sang, quoiqu'ayant une crâse physiologique, est néanmoins plus aqueux.

Quant aux causes qui déterminent positivement l'anémie, elles sont de deux ordres. En effet, où le sang perd trop par les hémorrhagies, les saignées, par les évacuations en général poussées à l'excès, diarrhée, leucorrhée, suppurations, flux quelconques ; ou, sans aucune déperdition extraordinaire, il n'est point régulièrement et suffisamment réparé, comme il arrive par le fait de l'insuffisance de l'alimentation, des habitations malsaines, sans air, sans soleil, de l'empire prolongé des passions tristes, des maladies organiques, etc.

Thérapeutique.

L'anémie, plus facilement curable que la chlorose, indique l'emploi de la médication corroborante. Voilà la première partie d'un aphorisme thérapeutique dont voici la seconde : les ferrugineux sont par excellence les médicaments anti-anémiques. Retenons ces deux préceptes fondamentaux, souverains quand il s'agit du traitement de l'anémie ; nous y reviendrons tout-à-l'heure.

B. CHLOROSE.

Nous n'insisterons sur quelques caractères de la chlorose que pour la différencier de l'anémie avec laquelle il est impossible de la confondre.

La chlorose domine la pathologie de la femme. Etudiée dans sa forme la plus vulgaire, elle se présente avec le cortége des symptômes suivants :

Coloration spéciale de la peau, qui a fait donner à la maladie le nom qu'elle porte ; c'est une pâleur d'un jaune tirant sur le vert, caractéristique et nuancée de façon à se faire distinguer de la pâleur mate et aqueuse de l'anémie. L'embonpoint est très-souvent conservé, la chlorose n'est nullement incompatible avec des formes rondes et potelées.

Le système nerveux exécute ses fonctions d'une manière désordonnée, et ce sont ses perturbations qui sont la cause de la chlorose, c'est là exclusivement qu'il faut placer la source de cette maladie. La versatilité, la mélancolie, des accidents hystériques sont d'observation vulgaire. Les névralgies semblent faire partie intégrante de la chlorose tant on les rencontre fréquemment dans cette maladie, au point que sur vingt femmes chlorotiques, dix-neuf peut-être ont des névralgies.

La douleur de tête occupe le sourcil, les tempes, la région malaire, les dents; presque jamais elle n'assiége les deux côtés à la fois ; mais elle passe de droite à gauche, où reste fixée dans un point. Tout d'un coup, elle se déplace, et vient envahir l'estomac qu'elle abandonne aussi pour occuper le trajet de quelques nerfs intercostaux ou celui du nerf sciatique, de quelqu'un de ses rameaux, ou bien encore les branches diverses du plexus lombo-abdominal.

Ces formes de névralgie s'observent rarement chez les hommes.

Les douleurs d'estomac ont de particulier qu'elles ne sont pas continues au début; elles se reproduisent par intervalle, soit spontanément en dehors des repas et de la digestion, soit sous l'influence de l'ingestion des aliments; elles finissent enfin par devenir continues, mais sourdes, avec des tiraillements, des crampes qui semblent tirer de temps en temps l'estomac de son état de somnolence.

Palpitations, étouffements, bruits de souffle à la région précordiale, à la crosse de l'aorte, sur le trajet des carotides.

Bouffées de chaleur, à la figure surtout, pendant la digestion ; sécheresse et aridité de la peau.

Dérangement constant des fonctions digestives.

Menstruation irrégulière, décolorée, douloureuse.

Ecoulements leucorrhéïques plus ou moins abondants.

La décoloration du sang, l'anhélation, les désordres circulatoires, voilà un groupe simple qui fréquemment, et à lui seul, est l'indice d'une chlorose. D'autres fois les symptômes les plus apparents, surtout du côté de la peau, tardent à se manifester et cependant la chlorose existe; ce qui veut dire que le cortége des signes de la chlorose est loin d'être toujours au complet.

Si l'anémie se développe sous l'influence de causes appréciables et que nous avons déjà signalées, celles qui influent sur la production de la chlorose ne sont pas toujours à beaucoup près, aussi faciles à saisir, et de plus, ne sembleraient au premier abord ne devoir apporter que des troubles insignifiants dans la constitution.

On doit reconnaître dans la chlorose un élément primitif et prépondérant, c'est le trouble de l'innervation souvent occasionné par la frayeur ; et comme élément secondaire, comme conséquence des dérangements fonctionnels du système nerveux, l'altération de l'hématose, la décoloration du sang, la diminution de sa partie globulaire, c'est-à-dire de son principe stimulant. L'anémie, inséparable de la chlorose se subordonne à cette dernière, dont elle n'est plus qu'un symptôme. Pas de chlorose sans anémie, mais beaucoup d'anémies sans chlorose.

L'anémie et la chlorose, par suite de la diminution de la plasticité du sang, peuvent occasionner des hémorrhagies qui sont, dans certains cas, fort difficiles à arrêter ; de même des menstrues trop abondantes, des pertes traumatiques, peuvent déterminer soit l'anémie, soit la chlorose par affaiblissement nerveux, de sorte que la malade tournant sans cesse dans le cercle des hémorrhagies comme causes ou comme effets, ne tarde pas à péricliter.

Thérapeutique.

Le fer étant le spécifique de la chlorose devient par ce fait même l'agent curatif de tous les désordres qui se lient à cette maladie ou qui sont sous sa dépendance.

« Le fer ! le fer ! s'écrie M. Requin, voilà en fait de « médication corroborante l'agent le plus héroïque, le plus merveilleux. » Nul doute que ce métal n'ait la puissance de rendre le sang plus riche, d'augmenter le nombre proportionnel des globules. Nos devanciers avaient fort bien reconnu par la voie empirique les admirables vertus de ce métal, car les ferrugineux sont le type le plus vrai, le plus incontestable, le plus éminemment utile de la médication corroborante qui trouve son application dans l'anémie et les cas variés de la chlorose. Dans toutes les infirmités de nature chlorotique, le fer s'élève à la hauteur des médicaments spécifiques.

Dans les plantes on trouve du fer, on en trouve aussi dans le corps des mammifères et des oiseaux. « On a vu » avec étonnement que ce métal faisait partie constituante » de la substance d'êtres doués de la vie, qu'il entrait » dans la composition de leurs solides et de leurs fluides. » Mais ce fer se trouve dans un état de combinaison in-» time avec les principes qui concourent à former les » humeurs et les organes des végétaux et des animaux. » Il est enchaîné par la force de la vie et ses molécules » sont privées de la faculté agissante que nous remarquons » dans celles de nos médicaments martiaux. Libres de » toute combinaison, celles-ci se portent sur les tissus vi-» vants, elles font sur eux une impression marquée, elles » suscitent des changements importants dans l'état actuel » et dans les mouvements des appareils organiques. » (LÉTREQUIN).

Les auteurs les plus autorisés pensent que les préparations martiales sont stimulantes de la circulation au point de produire tous les phénomènes de la pléthore; quelques-uns même vont plus loin et affirment qu'ils augmentent la force matérielle du cœur. D'autres au contraire considèrent le fer comme un sédatif de la circulation, et je suis très-disposé à partager cette opinion; les effets de l'eau ferrugineuse dans les affections organiques du cœur, dont j'ai rapporté ci-dessus quelques exemples, m'encouragent à persister dans la croyance que les composés martiaux sont hyposthénisants. Cette divergence d'opinions tient à ce que, dans les deux cas, le fer est administré à doses très-différentes. On ne doit administrer le fer qu'à doses faibles pour produire de bons effets dans les maladies; cette remarque donne la clef des résultats avantageux des eaux minérales ferrugineuses dans les anémies et les chloroses, car elles offrent par le fait même de leur constitution, un composé martial tout préparé et remplissant les conditions d'un médicament très-complètement assimilable, facile à doser et ne renfermant des sels de fer qu'en dose très-minime.

Mais pour qu'une eau minérale puisse être dite ferrugineuse, il faut que le fer qu'elle contient soit en quantité suffisamment prédominante pour imprimer par ce fait même une caractéristique à l'eau minérale ; beaucoup de sources, utilisées dans la thérapeutique, renferment du fer avec les autres éléments qui les minéralisent, mais la prédominance de ces derniers fait négliger les composés martiaux qu'on ne devrait cependant jamais perdre de vue quand on en vient à l'application. Pour produire des effets thérapeutiques manifestes, il n'est pas besoin pourtant que l'eau soit fortement minéralisée, quelques centigrammes suffisent pour lui communiquer les vertus physiologiques et thérapeutiques du fer.

A quoi tient l'énergie curative d'une eau aussi peu chargée de principes médicamenteux ? Est-ce à cause de la parfaite division du métal, est-ce par sa complète solution dans le liquide, est-ce par la présence de l'acide carbonique ou des acides végétaux qui salifient le fer ? Questions dont nous ne pouvons donner une solution complètement satisfaisante. Il résulte d'observations nombreuses que les plus facilement absorbables, les plus efficaces par conséquent sont les eaux acidulées, gazeuses, bicarbonatées ou crénatées.

Les Anglais ont une préférence marquée pour les sels martiaux organiques. « Le meilleur moyen d'administra-
» tion consiste surtout à choisir les combinaisons de fer
» avec un acide végétal : l'estomac le supporte mieux sous
» cette forme ; ajoutons que la théorie indique que le
» fer doit être beaucoup mieux absorbé par la circulation
» et l'oxyde ferreux ou ferrique plus susceptible de se
» rencontrer à l'état naissant dans les réactions chimiques
» vitales de notre économie, avec les différents éléments
» de nos tissus et de notre sang par la décomposition for-
» cée des acides végétaux facilement transformables dans
» l'organisme. Les eaux minérales ferrugineuses bicar-

» bonatées et crénatées occupent une place très-impor-
» tante dans la thérapeutique, grâce à leur grande facilité
d'administration. » (G. BIRD.)

J'ajouterai que les éléments divers qui entrent dans la
composition d'une eau minérale ferrugineuse contribuent
pour leur part aux succès de ces eaux dans les maladies
qui ont pour cause la pauvreté du sang ou un affaiblissement général ; car, ainsi que je l'ai fait déjà remarquer,
les fonctions de nutrition et d'assimilation, jetées dans la
langueur par le fait de la maladie, reprennent de l'énergie
sous l'influence de l'absorption de certains sels contenus
dans l'eau minérale ; l'estomac accomplit ses fonctions
d'une manière plus énergique, plus complète ; la constitution se relève et le malade guérit.

De quelle manière le fer agit-il dans l'économie ? Est-ce
en restituant au sang un élément qui lui manque en notable quantité ; est-ce en modifiant l'assimilation et la
rendant plus apte à puiser dans les aliments certains
matériaux qui ont disparu du sang ; est-ce en vertu des
lois chimiques exclusivement ; est-ce sous les auspices de
la force vitale ? Questions que l'Académie de Médecine a
agitées depuis trop peu de temps et avec trop de solen-
nité pour qu'on en ait perdu le souvenir.

La thérapeutique a introduit, il y a quelques années, le
manganèse comme un adjuvant du fer dans le traitement
des maladies qui nous occupent ; le succès a couronné
cette innovation.

L'usage des ferrugineux à dose élevée occasionne souvent, chez les femmes surtout, quelques accidents du côté
de la vessie, accidents qu'on n'a jamais signalés pendant
l'usage des eaux ferrugineuses qui agissent si efficacement sur la sécrétion urinaire en même temps que sur la
constitution en général.

Elles ne produisent pas non plus ces crampes d'estomac
et la constipation que provoquent si souvent les ferrugineux pharmaceutiques. Sous l'influence des composés
martiaux, les fonctions de l'estomac se rétablissent, les
tissus se recolorent, l'essoufflement, les bruits vasculaires

disparaissent, les fonctions locomotrices reprennent leur énergie. La menstruation est la fonction la plus longue à se régulariser. Toutefois, il faut bien comprendre que les règles ne réapparaissent normalement que quand la constitution a subi une certaine régénération.

« Les eaux ferrugineuses sont ordinairement bien supportées par l'estomac ; elles réveillent l'appétit et servent de boisson habituelle aux habitants voisins. Il n'est pas douteux que la combinaison de l'oxide de fer avec les acides sulfurique, carbonique et crénique imprime à ce métal une certaine modification, que son action tonique en paraît accrue, et que sa digestibilité en est manifestement plus facile. Les sels et les autres principes constituants des eaux, en facilitant la dissolution du fer dans nos liquides, le rendent plus assimilable et augmentent l'étendue de son pouvoir curatif. C'est ce qui explique pourquoi des malades, que des préparations artificielles de fer n'avaient pu rendre à la santé, ont été guéris assez promptement par l'usage des sources ferrugineuses. Leurs effets sont d'autant plus appréciables que les malades sont plus faibles et l'atonie plus prononcée. Chaque année on voit arriver aux sources ferrugineuses un grand nombre de jeunes filles au teint pâle, à l'air triste et abattu ; après quelques semaines de l'usage des eaux, leurs joues prennent un teint fleuri, leurs chairs ont acquis plus de fermeté, leur caractère devient gai, etc., etc. » (Annuaire des Eaux de France.)

Les leucorrhées ou flueurs blanches qui se perpétuent sans être accompagnées d'inflammation, et auxquelles sont particulièrement exposées les femmes lymphatiques, cédent ordinairement à la boisson martiale et aux douches locales faites avec ces mêmes eaux.

Un grand nombre d'individus, épuisés par la cachexie des marais, par des excès vénériens, par des traitements mercuriels mal dirigés, ont été rendus à la santé par des eaux ferrugineuses utilisées en boissons et en bains.

Les eaux ferrugineuses sont employées : en boissons, en douches, en bains généraux et partiels.

Leur application locale produit à la peau une impression styptique qui fortifie le malade ; administrées en injections, elles sont particulièrement utiles dans les flueurs blanches et les affections asthéniques de la matrice.

42e Observation.

Mademoiselle B., 21 ans. Son histoire pathologique résume celle de la chlorose à un degré moins avancé sans doute que d'autres que nous rapportons, mais en définitive, il y manque peu d'éléments.

Menstruation irrégulière, peu abondante, décolorée.

Bruits vasculaires, palpitations, essoufflements.

Points douloureux disséminés autour du crâne.

Digestions difficiles, appétit capricieux, — coliques fréquentes.

L'énergie locomotrice est assez bien conservée ; la coloration de la peau n'indique rien, elle est pâle, mais ne peut pas servir de signe diagnostique.

Au bout de 25 jours, il s'est opéré un très-grand changement dans son état ; les points douloureux ont disparu, l'appétit est excellent, mais la menstruation n'a subi aucune modification. Depuis lors, cette fonction ne laisse rien à désirer.

43e Observation.

Mademoiselle X., 17 ans. Paraît bien conformée, mais maigre. Les menstrues parurent deux fois régulièrement, mais avec une abondance exagérée. Aujourd'hui, leur quantité est insignifiante, leur coloration analogue à de l'eau rosée ; chaque évacuation s'accompagne de coliques et de douleurs, et est suivie d'un écoulement leucorrhéique pendant une huitaine de jours.

Palpitations fréquentes ; les carotides et la région précordiale sont le siége d'un bruit de souffle doux, coïncidant avec le battement des artères. Mademoiselle X. peut encore courir et monter les escaliers sans éprouver beaucoup d'étouffements, elle marche un temps notable sans grande fatigue, mais l'exercice n'a nullement pour elle d'attrait ; elle ne fera rien pour le rechercher, de même qu'elle ne fera rien pour le fuir ; la société l'ennuie, une conversation un peu longue la fatigue. — Un bruit subit, même léger, suffit pour la faire tressaillir ; sans motif, sans raison, elle se prend tout-à-coup à pleurer après avoir bâillé et s'être étiré les membres.

Ses digestions sont lentes, pénibles, son appétit tantôt bon, tantôt nul. Tiraillements pénibles de l'estomac après chaque époque menstruelle ; elle dit elle-même, que depuis trois ans, elle ne sait plus ce que c'est que manger, si ce n'est des cornichons.

Les fonctions du ventre sont fort irrégulières ; deux ou trois fois par semaine il survient des selles diarrhéiques.

La lecture même la fatigue tellement par suite de l'attention qu'elle est obligée d'y mettre, qu'elle ne peut la prolonger plus d'un quart-d'heure sous peine d'éblouissements et de menaces de défaillance; un travail à l'aiguille occasionne les mêmes phénomènes et des vertiges.

Elle éprouve souvent au-dessus des yeux des élancements qui tantôt se limitent à l'émergence du nerf sus-orbitaire, tantôt en suivent la distribution sous les téguments du crâne.

Céphalalgie diffuse.— Sommeil agité.

On donna du fer qui fut assez mal supporté : les dragées ferrugineuses de Vittel réussirent beaucoup mieux, et amendèrent sensiblement son état; la constipation que les ferrugineux pharmaceutiques avaient provoquée, céda peu à peu, il y eut une selle quotidienne et facile après quelques alternatives de diarrhée et de constipation.

Les voyages et les distractions ont sur la santé de mademoiselle X., et sur la disposition mélancolique de son esprit l'influence la plus salutaire; je profite de ce moyen, et mademoiselle X. ne passe pas un jour sans faire de longues courses en voiture.

L'eau se digère parfaitement, les dragées sont très-bien tolérées. et tout fait espérer que le traitement marchant régulièrement et sans entraves aboutira à une amélioration notable. Au bout d'une quinzaine de jours, je notais des modifications très-encourageantes.

Enfin, après sa saison, elle se livre spontanément à beaucoup d'exercice, elle brode, elle lit pendant cinq à six heures sans fatigue; les palpitations ont disparu, la tête n'est plus lourde comme auparavant; l'appétit qui a été un des premiers phénomènes à se faire remarquer est aujourd'hui constant, régulier et fort bon.

De retour dans sa famille, Mademoiselle X. me manda que son appétit se soutenait assez bien, mais que sa tristesse menaçait de revenir; elle revint passer une dizaine de jours à l'établissement où elle retrouva sa gaîté, et nous quitta dans l'état le plus satisfaisant. Elle revint encore depuis, et chaque saison lui donne, comme elle dit, une santé complète pendant un an.

44e OBSERVATION.

Mademoiselle Y. , 25 ans, tempérament lymphatico-bilieux, constitution très-bonne.

A la suite d'une frayeur pour un motif insignifiant, cette jeune fille qui avait joui jusque-là d'une très-bonne santé, et d'une robuste constitution, éprouva des dérangements gastriques. Peu à peu, les digestions devinrent moins faciles, plus fatigantes, elles finirent par s'accompagner de tuméfaction abdominale; la menstruation ne tarda pas à subir à son tour les influences fâcheuses qui agissaient sur les autres fonctions; une tension abdominale incommode, de la pesanteur aux lombes et à la partie supérieure des cuisses se manifestèrent à chaque époque, que suivirent des flux muqueux abondants.

L'embonpoint se conserve, mais la peau révèle un défaut capital dans l'hématose, elle est d'une couleur mate avec des reflets verdâtres autour des orbites et des ailes du nez.

Les muqueuses de la bouche et de la conjonctive sont très-pâles.

Les palpitations sont très-fréquentes ; on entend un bruit de souffle assez rude à la région précordiale, sur le trajet des carotides et même au pli du bras. Mademoiselle Y. ne peut ni courir, ni marcher bien vite, car elle est prise presque immédiatement d'étouffements et de palpitations violentes.

Une vingtaine de jours passés à notre établissement amenèrent des résultats dignes d'attention.

La gaîté est revenue ; l'appétit est bon ainsi que les digestions. Le bruit de souffle est très-léger et très-doux ; on ne l'entend plus au pli du bras. Mademoiselle Y. trouve de plus en plus de charme à la lecture, aux travaux d'aiguille, à l'exercice ; la menstruation n'a pas paru pendant son séjour à la source ; elle est en bonne voie de guérison. Elle passa un hiver très-tranquille, revint l'année suivante parfaire sa guérison. Mariée depuis cette époque, elle est mère de deux enfants qui jouissent de la plus magnifique santé, et la sienne n'a pas cessé d'être excellente.

45ᵉ Observation.

Anémie. — Pleurodynie.

Madame D., 35 ans, tempérament lymphatico-sanguin, constitution détériorée, maigre.

Depuis sa dernière couche, il y a trois ans, Madame D. est restée faible. Elle éprouve au flanc gauche un point douloureux qui augmente par les mouvements un peu brusques du tronc, les efforts pour tousser, se moucher, éternuer, ainsi que dans les grands efforts d'inspiration. Ce point douloureux change quelquefois de côté, ou bien alterne avec des élancements au-dessus des yeux, autour du front, dans les tempes. La muqueuse de la bouche, de la langue, des conjonctives est presque décolorée ; le pouls est assez plein, régulier, mais complètement mou, dépressible ; léger bruit de souffle à la pointe du cœur et sur les carotides.

Palpitations, essoufflements, menstruation irrégulière, peu colorée ; appétit presque nul, digestions difficiles, laborieuses quand le repas est un peu plus copieux que ne semble l'exiger le besoin de l'estomac. Selles régulières, caractère abattu, mélancolique, découragé ; apathie, nonchalance, sommeil mauvais et souvent interrompu par la douleur de côté. Leucorrhée post-menstruelle.

J'avais à user de très-grandes précautions. Je procédai par quarts de verre bus lentement et à plusieurs reprises.

L'appétit augmente rapidement, la gaîté renaît, les forces font des progrès; à son départ, après une vingtaine de jours de séjour, Madame D. est dans l'état suivant:

Ses couleurs feraient honneur à la jeune fille la mieux portante; la douleur du flanc gauche n'est plus qu'une gêne très-supportable. Les bruits vasculaires sont à peine perceptibles. Madame D. a pu faire à pied, sans fatigue et très-rapidement, la veille de son départ, le petit voyage de Vittel à Contrexéville. L'appétit est bon, les digestions faciles; en un mot, Madame D. a subi une remarquable transformation.

46ᵉ OBSERVATION.

Une jeune fille de vingt trois ans légèrement scrophuleuse, réglée tardivement, fut effrayée à l'époque de sa première évolution menstruelle. Depuis ce moment apparurent les signes de la chlorose qui marcha assez rapidement en raison des conditions hygiéniques défavorables dans lesquelles elle vécut. Elle est sujette à des ophthalmies; la menstruation est aujourd'hui très-irrégulière; elle s'est suspendue complètement de dix-neuf à vingt-deux ans. Le pouls est mou, dépressible; elle éprouve des palpitations et il y a du souffle aux carotides. L'appétit est capricieux, les digestions sont mauvaises, il y a de la constipation; les dents sont dans le plus déplorable état. Les muqueuses sont pâles; la peau dont les fonctions sont très-languissantes porte la teinte non équivoque de la chlorose. Cette jeune fille se sent complétement inapte au travail intellectuel tout aussi bien qu'au travail physique. On a tenté déjà les ferrugineux, ils ont été mal supportés.

Au bout d'une saison pendant laquelle elle fit usage de l'eau ferrugineuse, des dragées de fer, de lotions et de douches froides, son état s'est considérablement amélioré, mais elle était loin encore d'être guérie à son départ. Je n'ai plus eu de ses nouvelles.

47ᵉ OBSERVATION.

Mˡˡᵉ L. âgée de vingt-trois ans est née dans le nord de la France, mais son éducation se fit dans le midi. La chaleur du climat, et suivant elle, la cuisine méridionale dérangèrent son estomac. Son retour dans le nord n'améliora pas sa santé. Aujourd'hui, elle est dans un état de nonchalance extrême, c'est à peine si elle peut se remuer. Si cependant elle a pu vaincre son apathie et faire des mouvements quelque peu exagérés, elle est prise de suite de palpitations, de toux, d'obnubilations, d'essoufflements; elle est obligée de s'asseoir, devient d'une pâleur effrayante, se couvre de sueur froide, est menacée de syncope.

Le pouls est faible, il n'y a qu'un léger souffle au premier temps du cœur et aux carotides.

4

Toute la peau est d'une teinte jaunâtre qui contraste étrangement avec la couleur noire des cheveux, des sourcils et des yeux.

Les digestions sont lentes, pénibles. le maigre est immédiatement vomi ; l'appétit est des plus capricieux, les sauces fortement vinaigrées plaisent infiniment. Le creux de l'estomac est sensible à la pression ; il y a de la constipation.

La menstruation est régulière mais très-pauvre ; elle s'accompagne ordinairement de douleurs dans les reins et le ventre. — Il existe des névralgies multiples, autour du tronc, au-dessus des yeux, etc.

A son départ l'amélioration est des plus manifestes ; sa figure s'est animée ; la digestion du maigre se fait parfaitement. Les selles sont régulières et quotidiennes ; elle a repris de l'énergie et de la gaieté ; cependant son état laissait encore beaucoup à désirer, mais par le fait de l'action consécutive de l'eau, l'amélioration a progressé et aujourd'hui cette jeune fille est dans l'état le plus satisfaisant.

48ᵉ Observation.

Madame A. C. a joui jusqu'ici d'une santé assez satisfaisante, mais depuis sa dernière couche qui date de deux ans et demie et l'allaitement de son enfant, elle s'est beaucoup affaiblie. Certains symptômes non équivoques d'anémie la firent mettre au régime du fer, mais il fut mal supporté, occasionna des crampes d'estomac et amena de la constipation. La faiblesse est très-grande, ses jambes ne peuvent plus la soutenir ; elle s'essouffle très-facilement. La peau est pâle et les muqueuses décolorées ; il existe des névralgies sus-orbitaires, intercostales, sciatiques ; les menstrues sont très-peu colorées et suivies de flueurs blanches. Les dents sont presque toutes gâtées ; l'appétit est très-variable, il y a de la constipation. A la suite d'un premier séjour d'une quinzaine de jours on remarque que les forces se sont accrues à tel point que Mᵐᵉ A. peut faire d'assez longues courses à pied sans trop de fatigue. La figure a repris de l'animation et la peau s'est sensiblement colorée. La névralgie persiste ; la constipation n'existe plus.

Au bout de trois mois et dans la même année, Mᵐᵉ A. revient passer dix jours à Vittel. Ses règles sont venues trois fois depuis son premier séjour, suffisamment abondantes et de plus en plus colorées. Elle a pris beaucoup d'embonpoint, toutes les fonctions se font parfaitement, je la considère comme *guérie*.

49ᵉ Observation.

Mˡˡᵉ A., 24 ans, couturière. Cette jeune fille est très-sensiblement scrophuleuse ; elle est très-assidue à son travail, et sa figure porte les traces de fatigues continues ou de chagrins, peut-être des unes et des autres. Elle éprouve une sensation de constriction et des élancements très-fatigants autour du front et au-dessus des yeux. — L'appétit est presque nul, mais la digestion se fait assez bien. Souffle doux au cœur et aux carotides; rien dans les poumons, faiblesse générale, apathie. — Muqueuses décolorées. — Menstrues rosées et peu abondantes. — Leucorrhée. — Selles régulières.

Cette affection n'a jamais été traitée.

Au bout d'une quinzaine de jours, il y a de l'amélioration, mais elle est fort légère; elle trouve goût et plaisir à manger, elle a un peu plus de gaieté et d'animation; le ventre est libre: la névralgie frontale a un peu diminué. Je n'en ai plus eu de nouvelles.

50ᵉ Observation.

Anémie profonde, suite de diathèse hémorrhagique.

Mᵐᵉ B., est âgée de vingt-six ans et habite l'Algérie depuis son enfance; vive, enjouée, elle aime l'équitation et les plaisirs bruyants. A la suite d'une course à cheval pendant laquelle elle s'était fort échauffée, elle fut prise de douleurs dans tout le côté gauche, y compris la poitrine. Elle était à peine convalescente de cette maladie qui fut grave, qu'elle fut prise sans cause bien déterminée, d'une hémorrhagie utérine très-inquiétante qui dura près de quinze mois, d'une manière presque continue. Les traitements les plus variés furent mis en usage. L'exploration de l'utérus ne fit rien découvrir.

Cette femme douée primitivement d'une bonne constitution, est aujourd'hui fort pâle, ses muqueuses sont presque complétement décolorées; elle a beaucoup maigri. — Rien au cœur, sinon le bruit de souffle des anémiques. L'appétit est assez bon, les digestions se font bien. Elle est très-faible, apathique; il lui survient des vertiges quand elle se tient un peu longtemps debout; elle est ordinairement constipée. Le ventre est sensible à la pression, surtout au niveau des ovaires. Le lendemain de son arrivée, la perte est très-forte; j'en triomphe au moyen de l'ergotine. — Les jours suivants, elle crache du sang en abondance, ce qui lui arrive chaque fois qu'on parvient à arrêter la métrorrhagie. —Rien dans les poumons à l'auscultation. Dix jours après, il y a de nouvelles menaces qui aboutissent à une congestion ovarique du côté gauche qui se termine par résolution.

En résumé, l'amélioration de cet état grave est des plus remarquables. Les fonctions du ventre sont faciles et quotidiennes; elle a repris de l'embonpoint et de la solidité. — Elle s'est très-sensiblement colorée; elle peut marcher sans éprouver de vertiges. En quittant Vittel, elle eut ses règles qui durèrent quatre jours et ne nécessitèrent aucune intervention.

Elle fit usage d'eau ferrugineuse, de dragées; je la soumis de plus à un régime hydrothérapique complet.

Cette maladie était fort grave et le traitement a eu tout le succès qu'on pouvait en espérer.

51ᵉ Observation.

Mˡˡᵉ P. C., est âgée de trente-quatre ans. — Le début de sa maladie a eu lieu par une névralgie du côté droit de la face ; on soupçonne une dent cariée d'en être la cause, on l'arrache, la douleur change de côté et persiste le jour et la nuit avec des redoublements assez réguliers, contre lesquels le sulfate de quinine échoue complétement. Elle passa vingt à vingt-cinq nuits dans l'insomnie la plus complète. Au bout de six mois, ses douleurs se calment à peu près spontanément ; il reste une grande débilité et un agacement général qui se traduit par des gestes et des paroles brèves, saccadées, etc.. La menstruation est assez abondante, mais décolorée, elle est souvent suivie de flueurs blanches. — Elle tressaille au moindre bruit, toute la constitution porte l'empreinte d'un grand délabrement ; elle éprouve des palpitations et il y a une intermittence dans le pouls, toutes les cinq ou six pulsations assez régulièrement. — Rien au cœur.

A son départ, l'agitation nerveuse est beaucoup moindre ; je puis compter plus de trois cents pulsations sans qu'il y ait d'interruption. Elle a repris une meilleure coloration et sensiblement d'embonpoint. A partir du mois d'octobre suivant, l'amélioration se prononça d'une manière bien plus sensible, et progressa de jour en jour, jusqu'au mois de janvier où elle alla s'établir à Paris. Elle fut pendant tout ce temps en proie à une profonde nostalgie, tous les phénomènes de sa maladie se reproduisirent, il lui fallut une saison nouvelle pour se remettre. Aujourd'hui sa santé ne laisse rien à désirer.

52ᵉ Observation.

Mˡˡᵉ M., est une jeune fille de vingt-six ans, ouvrière en dentelles, qui par suite de chagrins domestiques et de privations vit son appétit diminuer peu à peu et sa menstruation se déranger. Aujourd'hui elle a le teint chlorotique classique ; son appétit est très-irrégulier, elle ne se nourrirait que d'aliments et de condiments acides. Elle est criblée de douleurs névralgiques. Elle éprouve des palpitations, des tintements d'oreilles, des vertiges. — Il y a du souffle au cœur et aux carotides. La menstruation est très-irrégulière et à peine colorée.

Au bout d'une saison de vingt-cinq jours, on peut constater une amélioration manifeste ; elle mange de tout sans répugnance, elle est pâle seulement, mais la teinte jaunâtre des chlorotiques a disparu. Elle a repris de la vigueur et se sent plus de courage. Les névralgies ont diminué d'intensité. Elle quittait Vittel en telle voie de guérison que, par l'effet consécutif de l'eau, elle était complétement guérie cinq mois après.

53ᵉ Observation.

Mlle G., est une religieuse âgée de trente-sept ans ; elle s'est beaucoup fatiguée à faire sa classe depuis deux ans. Le travail qu'elle s'imposait était au-dessus de ses forces, aussi elle ne tarda pas à s'apercevoir que son appétit diminuait et que ses digestions devenaient plus longues.

Elle éprouve une grande fatigue, de la nonchalance, de l'inaptitude au travail intellectuel et physique, des lombago fréquents. Elle a la bouche amère, et souvent elle est prise d'envies de vomir le matin. La menstruation est irrégulière et peu colorée, suivie de flueurs blanches qui s'accompagnent de tiraillements d'estomac très incommodes. Il y a des palpitations sans bruit de souffle. La peau est d'une pâleur mate, la figure bouffie, les pieds œdématiés. Il existe des migraines fréquentes.

Les ferrugineux ordinaires réussirent fort mal; ils occasionnaient de la constipation et des bouffées de chaleur à la face. C'est à leur usage qu'elle attribue avec raison ses tiraillements d'estomac, puisqu'ils disparaissent quand elle suspend le fer.

A son départ, l'amélioration est des plus notables, elle mange de la viande sans dégoût et la digère bien. L'amertume de la bouche a disparu et avec elle les envies de vomir. L'œdème et la bouffissure n'existent plus ; la figure commence à se colorer.

L'amélioration fit de tels progrès consécutivement à sa première saison, qu'à son retour en 1860, elle était méconnaissable. Aujourd'hui elle est parfaitement rétablie.

54ᵉ Observation.

Débilité générale, suite de fièvre typhoïde.

Mlle L., est âgée de dix-huit ans. Il y a six mois que cette jeune fille est entrée en convalescence d'une fièvre typhoïde des plus graves ; il lui reste une très-grande débilité et des palpitations au moindre mouvement ; elle n'a point d'appétit ; le ventre est le siége d'une douleur diffuse sans bosselures ni liquide. Il y a des alternatives de diarrhée et de constipation ; elle est pâle, maigre; ses règles ne sont pas revenues depuis sa maladie.

Elle fit une longue saison coupée par plusieurs temps de repos. La guérison fut complète au bout de 25 jours.

55ᵉ Observation.

Mlle T., est âgée de six ans; elle est la fille de parents déjà vieux et elle se ressent évidemment de sa procréation tardive. Elle est grêle, menue, apathique. — Elle n'a pas une dent qui ne soit cariée.

Elle a un grand éloignement pour le jeu et le mouvement; ne vit que de bonbons, de salade, de vinaigre. — Les battements du cœur sont très-superficiels et assez énergiques. Il n'y a à l'auscultation de bruit anormal qu'un souffle doux au premier temps.

Malgré les caprices de cette enfant qui ne voulait ni goûter à l'eau ni faire quoi que ce soit d'utile à son traitement, je parvins cependant à lui faire avaler quelques verres d'eau, dont le nombre fut augmenté peu à peu, et croquer des dragées ferrugineuses. Son appétit ne tarda pas à se développer, et une fois le branle donné, elle redevint gaie et joueuse comme tous les enfants de son âge. Elle se transforma complétement pendant sa saison.

56e Observation.

Mlle de L., longue, très-maigre, blonde, avec des dents cariées et des gestes lents, ne sait si elle veut se remuer. Elle est âgée de sept ans, et depuis trois ans elle ne veut plus manger de viande; quand on la force à jouer, elle est de suite essoufflée, a des palpitations, est couverte de sueur. Elle ne tousse pas; il n'y a rien dans les poumons, les battements du cœur sont très-énergiques et superficiels, sans bruit particulier.

On a essayé de la gymnastique, mais on a été obligé d'y renoncer, je crois que les exercices n'ont pas été conduits avec assez de méthode, et qu'on l'a fatiguée trop vite.

Pendant sa saison, son appétit s'est très-notablement développé, et surtout régularisé, elle mange de tout et digère parfaitement, s'essouffle moins et je crois que la gymnastique, autrefois inefficace, rendrait aujourd'hui les plus grands services.

57e et 58e Observations.

Deux sœurs, l'une de neuf, l'autre de treize ans, toutes deux blondes, grêles et de chétive apparence offrent à très-peu de chose près les mêmes symptômes. L'aîné n'est pas réglée, mais certains signes prémonitoires peuvent faire supposer que la fonction menstruelle ne tardera pas à s'établir et que de plus elle sera orageuse : ainsi depuis deux à trois mois, elle éprouve des douleurs sourdes dans le ventre, des élancements dans les aînes, du lombago avec irradiations du côté de l'utérus. Elle est prise en même temps d'agacements nerveux, elle pleure pour le moindre motif, est triste sans raison, sapathique, nonchalante; recherche la solitude; elle a un appétit capricieux, des tiraillements d'estomac, un dégoût profond pour la viande, une appétence très-grande pour le vinaigre, les fruits acides. Il existe du souffle aux carotides; les battements du cœur sont énergiques, réguliers, mais superficiels.

La plus jeune offre absolument les mêmes symptômes que l'aînée à l'exception des phénomènes précurseurs de la menstruation.

C'est un spectacle pénible de voir ces deux jeunes filles tristes, maussades, retirées dans un coin et ne prenant nullement part aux jeux des enfants de leur âge.

Leur première saison en 1859 eut les plus heureux résultats ; l'eau et les dragées ferrugineuses furent très-bien supportées ; le changement dans l'état de santé et la constitution générale de ces jeunes filles fut tel qu'elles étaient au bout d'un mois méconnaissables. L'appétit et les digestions ne laissent rien à désirer.

La plus jeune subit plus rapidement que l'aînée l'influence du traitement ; c'est elle qui sollicita la première sa sœur à sortir de son apathie, à courir, à jouer.

Elles revinrent en 1860 ; elles s'étaient toutes deux développées d'une manière remarquable ; l'aînée est parfaitement réglée depuis le mois qui suivit son séjour de l'année dernière à Vittel, il ne se manifestait encore rien chez la plus jeune, mais j'ai appris que pendant l'hiver suivant les règles apparurent pour la première fois sans aucune perturbation ni douleur et que depuis cette époque , la menstruation est aussi parfaite que possible chez toutes les deux.

Les quatre dernières observations, curieuses à plus d'un titre, ont trait à des circonstances pathologiques qui ouvrent un champ nouveau à l'application des eaux minérales ferrugineuses. Ces faits qui ont la plus grande ressemblance et qui ont trouvé ici, les uns la guérison complète, les autres une amélioration très-considérable, sont l'image trait pour trait, aux scrophules près cependant, de ce qui existe chez presque tous les enfants des deux sexes qu'on envoie chercher dans l'atmosphère maritime et les bains de mer la réhabilitation fonctionnelle des organes, et la reconstitution d'un mauvais tempérament. De tout temps , les bains de mer et les eaux chlorurées sodiques fortes , ont eu le monopole des cures de ce genre. On voit pourtant par les exemples précédents , et ce ne sont pas les seuls que je possède que l'on peut trouver dans des eaux qui ne sont pas minéralisées à haute dose par le chlorure de sodium, de très-sérieux éléments de succès.

L'estomac est ordinairement l'organe le plus compromis dans les cas de ce genre ; or, toutes les eaux qui rendront à l'estomac l'énergie et la régularité de ses fonctions, qui auront en un mot une action directe sur la nutrition en modifiant la crâse du sang, suffiront au traitement des affections que caractérise la débilité générale accompagnée de plus ou moins d'anorexie et de mauvaises digestions.

Cette question est une des plus intéressantes de la pathologie ; je me contente de la signaler aujourd'hui à mes confrères, me réservant de contribuer à sa solution autant qu'il me sera possible, et à mesure que des faits nouveaux viendront augmenter le nombre de ceux que j'ai déjà recueillis.

En résumé, l'eau de la Source des Demoiselles s'emploie avec le plus grand succès dans tous les cas où les préparations ferrugineuses sont indiquées ; de plus, cette eau se recommande à l'attention des praticiens :

1º Par la nature organique des sels de fer qu'elle contient en dissolution parfaite ;

2º Par la présence d'une quantité notable de manganèse unie au fer ;

3º Par la coexistence de la soude et de la magnésie dont les propriétés laxatives neutralisent les effets échauffants des sels de fer.

Cette eau a encore sur beaucoup de ses congénères l'immense avantage de conserver indéfiniment en bouteilles et sans dépôt, les éléments qui la minéralisent.

La cure des maladies dans lesquelles les ferrugineux réussissent m'a paru facilitée et singulièrement hâtée par l'usage des bonbons ferrugineux qui se croquent le matin en buvant de l'eau, ou de la poudre de fer qui se prend aux repas et dont l'analyse se trouve à la page 18.

CHAPITRE VIII.

MALADIES DES ORGANES GÉNITO-URINAIRES.

§ 1. — L'appareil urinaire se compose d'un organe double qui sécrète le liquide, d'un réservoir unique qui le garde en dépôt un certain temps et de canaux destinés les uns à amener l'urine dans son réservoir, l'autre à l'expulser au dehors ; encore ce dernier sert en outre aux fonctions génitales. Toutes ces parties, sauf le canal de l'urèthre sont placées dans la cavité abdominale. Parmi les maladies des reins, on en trouve plus de médicales que de chirurgicales ; le médecin agit alors plus souvent que le chirurgien ; mais à mesure que de la partie profonde de l'appareil on arrive à la partie extérieure, les secours de la chirurgie trouvent des applications plus nombreuses et plus efficaces. Chacun de ces éléments divers peut être atteint par la maladie, et l'appareil urinaire, de même que chaque appareil, a des maladies spéciales qu'on ne rencontre dans aucun autre organe, ce qui tient tout autant à la texture anatomique, qu'à la spécialité des fonctions. L'usage principal du rein est de débarrasser l'économie de principes liquides ou solides dissous. En sa qualité de liquide excrémentitiel, l'urine contient en solution dans l'eau des éléments solides usés, c'est-à-dire ne pouvant plus servir à l'entretien de la vie ; les reins sont donc des appareils de désassimilation ; ils concourent avec la peau, les poumons, au rejet des principes décomposés dont la présence ne peut plus être que nuisible à la santé. Les reins ne sont pas des organes glandulaires ; c'est pourquoi on ne trouve dans le liquide qu'ils sécrètent aucun élément nouveau, c'est tout simplement de l'eau tenant en dissolution des éléments organiques et des sels minéraux qui se retrouvent dans l'économie ; le liquide sécrété est l'urine.

« Les anciens attribuaient à l'examen des urines une
» importance extrême, exagérée même ; nous sommes
» tombés dans un excès contraire. On a tourné en ridicule
» les médecins d'urine. En ceci on a bien fait, car ce n'é-
» taient trop souvent que de grossiers empiriques, et
» leur science des jongleries de charlatans. Mais main-
» tenant que la chimie et le microscope viennent éclairer
» nos investigations, les admirables résultats de l'obser-
» vation consignés dans les livres d'Hippocrate recouvrent
» leur valeur ; nous ne sommes plus surpris que le Père

4.

» de la médecine ait , dans le cours de ses œuvres im-
» mortelles , consacré plusieurs pages à l'examen de ce
» symptôme. Galien , et plus tard Actuarius médecin de
» l'empire bysantin faisaient observer avec les anciens
« que l'examen des urines ne devait jamais être le seul
» guide pour le diagnostic et le pronostic, mais qu'il fallait
» en même temps s'aider de l'examen des autres fonc-
» tions » *(O'Rorke.)*

« Pour n'être pas trompé par les urines, examinez s'il
» n'y a pas de maladie particulière à la vessie, car dans
» ce cas elles dirigent pour la vessie et non pour tout le
» corps. » *(Hippocratis Pronos. lib. II. 33.)*

Ce précepte hippocratique signale l'importance de l'examen des urines dans les maladies, en même temps qu'il met en garde contre les erreurs auxquelles cet examen lui-même peut donner lieu.

Hippocrate n'a pas manqué de consigner dans ses écrits tout ce qu'il a découvert à ce sujet; les aphorismes, les livres de pronostics, les histoires d'épidémies sont remplis d'observations précieuses qui ont été complétées depuis , mais contre lesquelles rien de contraire n'a été soutenu.

Tous les auteurs qui ont écrit sur la médecine se sont bien gardés de passer cet important chapitre sous silence, et de temps en temps il parait soit des monographies, soit des ouvrages plus complets et plus étendus sur cette question.

Le consensus général ne permet donc plus de considérer ce sujet comme insignifiant; c'est pourquoi nous donnons , selon les limites et la nature de notre livre , un aperçu sommaire des qualités normales et pathologiques de l'urine.

Le tableau suivant, emprunté à M. Becquerel , résume d'une manière suffisante pour les études cliniques, l'analyse du liquide urinaire.

TABLEAU

INDIQUANT LA COMPOSITION MOYENNE DE L'URINE NORMALE.

	URINE D'HOMME.		URINE DE FEMME.		MOYENNE GÉNÉRALE.	
	En 24 heures.	Composition sur 1000.	En 24 heures.	Composition sur 1000.	En 24 heures.	Composition sur 1000.
Quantité d'urine............................	1267,3	1000	1371,7	1000	1319,8	1000
Densité,....................................	1018,900	»	1015,120	»	1017,010	»
Solides....................................	39,521	31,185	34,2	24,95	36,86	28,06
Eau.......................................	1227,770	968,815	1337,489	975,052	1282,94	971,94
Urée......................................	17,557	13,838	15,582	10,566	16,555	12,102
Acide urique..............................	0,495	0,391	0,557	0.406	0,526	0,398
Sels fixes.................................	9,751	7,695	8,426	6,143	9,088	6,918
Matières organiques et combinaisons salines, volatiles.	11,758	9,261	9,655	8,033	10,696	8,647

§ 2. — L'urine est claire et d'un jaune ambré; elle a une odeur aromatique prononcée qui devient ammoniacale au bout de quelques jours de repos. La quantité excrétée en vingt-quatre heures s'élève à un peu plus d'un litre; la femme en rend un peu plus que l'homme. L'urine est acide, rougit le papier bleu de tournesol, et passe successivement dans le courant de la journée par les réactions alcaline, neutre, acide, sous l'influence du repas et du sommeil. L'alcalescence peut persister dans plusieurs cas, entr'autres quand l'urine se trouve en contact avec du pus de mauvaise nature ; l'urée se décompose alors dans la vessie, et donne naissance à des produits ammoniacaux.

La température du liquide urinaire paraît être, d'après M. Brown-Séquard de 39° centigrades.

Sa densité comparée à celle de l'eau distillée représentée par 1000 est de 1017 à 1018.

Les divers éléments qui la constituent peuvent augmenter ou diminuer de quantité; elle peut renfermer en outre certaines substances comme du pus, du sang, des graviers qui sont toujours l'indice d'une maladie ; dans l'état de santé, on ne rencontre jamais ni sang, ni pus dans le liquide urinaire. Les changements physiques ou chimiques qui se produisent dans l'urine sont donc des phénomènes révélateurs de quelque désordre soit organique soit fonctionnel. Ce liquide sert aussi quelquefois de véhicule à des produits qui ne prennent pas naissance dans le système uropoïétique, mais n'en sont pas moins le résultat d'une affection grave, comme le diabète, de même qu'il charrie au-dehors les médicaments et les poisons.

On a établi une distinction entre l'urine du sang qui est celle du matin, l'urine de la boisson qu'on rend après avoir bu, et l'urine de la digestion qu'on peut recueillir quatre ou cinq heures après le repas.

A. L'échelle oscillatoire de l'eau est assez étendue ; cependant on doit admettre une altération morbide quand sa quantité est au-dessous de 800 et dépasse 1500.

Les conditions qui font augmenter la quantité de l'eau dans l'urine sont les suivantes :

1° Introduction d'une grande quantité de liquide dans l'estomac ;

2° Dans le diabète ;

3° A la fin d'un accès d'hystérie ou dans certains accidents nerveux.

Celles qui la font diminuer sont peu nombreuses :

1° La fièvre accompagnée ou non d'inflammations aiguës ou chroniques ;

2° Les maladies qui déterminent dans l'économie des troubles généraux, surtout celles du cœur et du foie ;

3° Quand il y a des sueurs abondantes.

B. Les principes solides s'élèvent dans les vingt-quatre heures à 39 gr. 50 centig., moyenne pour les hommes, et à 34 gr. 20 centig. pour les femmes.

Ils augmentent sous l'influence :

1° D'une nourriture abondante et azotée ;

2° De l'introduction dans l'économie d'une quantité d'eau surabondante ; car le travail inaccoutumé auquel on force les reins débarrasse l'économie, non-seulement d'une grande quantité d'eau, mais encore d'une quantité plus considérable de matériaux solides, phénomène de la plus grande importance pratique.

3° De l'hystérie, de la chlorose et de certains accidents nerveux, quand ces maladies occasionnent de la polyurie.

4° Du diabète.

Ils diminuent sous l'influence :

1° de causes débilitantes quelle qu'en soit la nature ;

2° de maladies aiguës et chroniques s'accompagnant de fièvre.

La propriété que possède l'urine de se charger de certains médicaments et de poisons a été mise à profit dans le second cas, par la médecine légale, dans la recherche des agents toxiques employés par des mains criminelles, et dans le premier par la thérapeutique, dans le traitement de la gravelle urique et de la goutte. Qui ne connaît la propriété alcalisante des eaux de Vichy et la théorie de M. Petit renouvelée de Mueller.

« D'après M. Civiale, il n'y a aucun fait qui prouve l'ef-
» ficacité des boissons alcalines contre la diathèse d'acide
» urique ; mais il y a des faits au contraire qui prouvent
» que ces mêmes boissons peuvent accroître le volume
» des calculs d'acide urique, sinon même former les cal-
» culs composés d'urates alcalins. » (*Béraud et Robin*.)

C'est dans l'urine qu'on trouve les signes pathognomoniques de deux maladies singulières et fort graves : le diabète et l'albuminurie. Dans la première, c'est le foie et peut-être le cerveau qui sont malades ; dans la seconde, ce sont les reins. Une théorie toute récente fait de l'albuminurie une névrôse, et considère le centre cérébral comme le point de départ des accidents albuminuriques.

L'urine une fois formée descend dans la vessie par l'intermédiaire des calices, des bassinets et des uretères ; le liquide s'accumule dans le réservoir urinaire en quantité plus ou moins notable, d'où il est ensuite expulsé au dehors.

§ 3. — Lorsque la vessie est à l'état de vacuité, elle est logée et cachée derrière la symphyse du pubis ; mais à mesure qu'elle se remplit, elle vient se mettre en rapport avec les parois de la portion inférieure de l'abdomen ; quand elle contient un litre à peu près, il se manifeste dans le bas-ventre une sensation de pesanteur, de gêne, que suit bientôt le besoin d'uriner.

Pendant son séjour dans son réservoir, l'urine perd, par l'absorption des parois de la vessie, une certaine partie de son eau ; elle se condense, se colore davantage et acquiert une grande aptitude à déposer ses sels et former des calculs.

L'urine subit de plus une décomposition rapide dans certaines conditions pathologiques et même dans l'état de santé. La rapidité avec laquelle un liquide ingéré dans l'estomac est rejeté par les urines, a fait penser qu'il y avait d'autres conduits que les uretères pour amener l'urine dans la vessie. L'existence de ces voies anormales a été admise tout gratuitement ; il n'y a pas d'autre voie que celle de la circulation, et pas de véhicule autre que le sang ; toutefois il paraîtrait, d'après les recherches de M. Cl. Bernard, que les liquides peuvent arriver à la vessie sans passer par la grande circulation, mais en aboutissant directement de la veine-porte dans les veines rénales.

La vessie, les parois abdominales, le canal de l'urèthre avec les muscles et les glandes, tels sont les organes qui concourent à l'expulsion de l'urine, dès que le besoin d'uriner se manifeste. La vessie n'est pas sous l'empire de la volonté, par conséquent ses contractions s'opèrent à notre insu ; elle ne pourrait se vider seule complètement. Les muscles abdominaux entrent pour une très-grande part dans la fonction d'excrétion de l'urine. Comme nous urinons le plus souvent debout, et que la résultante des contractions abdominales vient aboutir à l'hypogastre, la vessie qui se trouve précisément placée en ce point reçoit toute l'énergie de la pression ; il ressort de ce fait que la position debout devra toujours être choisie par les individus qui, atteints de dysurie, soit par débilité, soit par quelque obstacle au cours de l'urine, ne vident leur vessie qu'incomplètement.

Les muscles qui entourent la portion profonde du canal de l'urèthre le compriment et en expulsent les dernières gouttes d'urine.

L'étendue du jet dénote au début la force contractile de la vessie, et à la fin celle des muscles de l'urèthre. Sa forme offre les signes de la plus grande valeur dans le diagnostic des angusties uréthrales ; son intermittence se remarque dans les affections calculeuses de la vessie.

Les besoins fréquents d'uriner sont généralement l'indice d'une maladie des organes génito-urinaires ; la douleur dénote une inflammation ou un corps étranger, la chaleur produite par le passage de l'urine dans le canal se constate quand l'urine est concentrée et dans les cas surtout où elle renferme une surabondance de produits uriques.

La multiplicité des organes qui concourent à cette fonction si simple en apparence, la miction, nous rend suffisamment compte du nombre considérable d'individus chez lesquels elle s'exécute mal.

La débilité musculaire, triste apanage de la vieillesse, est sans contredit la cause la plus fréquente de la dysurie des gens avancés en âge.

La suppression de l'urination est une cause de mort.

Les maladies de quelqu'un des organes génito-urinaires peuvent occasionner des accidents paralytiques étudiés dans ces derniers temps par M. Brown-Séquard, sous le nom de paralysies réflexes.

Le système chargé de l'élaboration et de l'excrétion de l'urine est uni aux autres organes par les plus étroites sympathies.

L'impression du froid sur la peau donne immédiatement envie d'uriner ; l'absorption d'un verre d'eau froide produit le même effet ; les fonctions digestives, le système nerveux en reçoivent et lui rendent également leur contingent d'influences.

Ces quelques notions physiologiques nous ont paru importantes à résumer avant d'aborder la question clinique.

§ 4. — NÉPHRITE SIMPLE. — NÉPHRITE CALCULEUSE. PYÉLITE.

Les maladies des reins revêtent un caractère spécial qui tient, avons-nous dit, autant à la nature anatomique qu'aux fonctions de l'organe.

Le diagnostic en est généralement difficile surtout quand la lésion ne donne lieu à aucune modification du liquide urinaire. Dans les cas même où l'urine renferme des signes accusateurs, il reste encore à déterminer le point précis atteint par la maladie.

Leur pronostic ne peut être posé d'une manière générale car il varie selon la nature, l'ancienneté, la forme de l'affection rénale.

Les plaies, les contusions des reins soit par cause traumatique ordinaire, soit par projectiles de guerre sont des lésions qui ne doivent pas nous occuper ici ; arrivons à des cas rentrant plus particulièrement dans la pratique des eaux minérales.

A. Néphrite calculeuse.

Le rein peut être pris d'inflammation comme tous les organes, mais dans le cas qui nous occupe, la phlogose a un caractère tout spécial. Dans la néphrite due à la formation de graviers, ce n'est pas ordinairement le tissu rénal qui est enflammé mais seulement le point en contact avec la production calcaire, et l'inflammation n'occupe qu'un point assez limité. Les calices et les bassinets s'irritent sous l'influence des graviers comme tout autre organe sous l'influence d'un corps étranger, et c'est dans ces canaux vecteurs de l'urine que se forment les graviers.

Il n'est aucun cas de gravelle qui ne s'accompagne de mucosités, indice d'une irritation plus ou moins considérable des organes urinaires.

Ces mucosités jouent dans la production des calculs un rôle que nous mettrons en relief quand il sera question de la gravelle.

Au demeurant, la néphrite et la pyélite dues à des graviers sont inséparables de cette affection, seulement il faut remarquer que quand la maladie est idiopathique ou s'est développée sous l'influence du traumatisme, elle offre des symptômes beaucoup plus tranchés.

59ᵉ Observation.

M. S., ancien négociant, est atteint depuis dix-huit mois, de polyurie. Les urines examinées très-scrupuleusement par des réactifs très-sensibles et à plusieurs reprises, n'ont jamais permis de constater la moindre trace ni de sucre, ni d'albumine, ni d'aucun principe anormal. Dans la crainte cependant d'une glucosurie latente, on le mit à un régime azoté sans féculents. Il a uriné du sang à plusieurs reprises. Il éprouve une douleur ordinairement vague dans le flanc gauche, se dirigeant le long de l'uretère de ce côté et devenant plus vive par la pression sur la région rénale correspondante. Le jet de l'urine est modifié ; la sonde ne donne aucune sensation de corps étranger dans la vessie ; cependant, il y a du ténesme, de la chaleur au col et le long du canal en urinant. Sans trouver précisément du

sable ni des graviers dans l'urine, on a remarqué plusieurs fois cependant que le vase de nuit était incrusté de produits calcaires très-
adhérents.

Il n'a fait usage d'aucune espèce d'eau minérale. Malgré l'administration méthodique de l'eau de Vittel en boisson et en bains, je
n'ai pu constater la moindre amélioration. De plus, comme j'ai
perdu de vue ce malade, je ne sais s'il a retiré ou non, du profit des
effets consécutifs.

60e Observation.

M. B., âgé de trente-cinq ans, habite Paris où il tient une grande
maison de négoce. Il est d'un tempérament lymphatico-bilieux et
d'une constitution médiocre. Pendant l'hiver de 1858 à 1859, il souf-
frit de coliques néphrétiques, rendit un peu de sable et conserva
depuis ce temps de la pesanteur avec des élancements passagers
dans le flanc gauche. Pendant la première partie de la saison qu'il
passa à Contrexéville, il subit des alternatives de calme et d'exaspération avec un caractère pseudo-intermittent. En arrivant à Vittel,
il a tout le côté gauche sensible à la pression, les mouvements
d'inspiration profonde, de toux, d'éternuement provoquent de la
douleur comme dans un point de côté. Après un grand bain d'une
heure, ses douleurs se calment subitement, et peu de temps après,
il éprouva du chatouillement dans le canal, de l'ardeur au col de la
vessie, des envies fréquentes d'uriner; le jet est modifié. L'urine
rendue dans ces conditions laisse déposer des mucosités sanguinolentes sans sable, sans graviers ni autres produits.

Ces phénomènes se renouvellent cinq ou six jours de suite, toujours avec le même résultat et à la même heure.

Il y a de la rougeur à la partie interne et supérieure des cuisses.
M. B. reste, soumis à l'influence de l'eau pendant une saison et demie; quoique ses urines, à la suite de chaque crise, aient offert tous
les signes d'une néphrite calculeuse, je n'ai jamais pu cependant
constater la présence de corps étrangers calcaires dans le liquide
urinaire; cependant, les accès sont allés en diminuant de fréquence,
la sensibilité et la douleur du flanc gauche et de l'abdomen ont tellement cédé, que ce n'est plus aujourd'hui qu'une gêne supportable.
Plus tard, il y a eu recrudescence. Les eaux ont donc été à peu près
inefficaces.

61e Observation.

Mme R., jeune femme d'une trentaine d'années, a eu dans l'espace
de cinq ans, quatre couches fort pénibles, dont la dernière a laissé
par suite de la rupture du périnée, une vaste communication entre
le rectum et le vagin, avec destruction de la portion inférieure de
la cloison recto-vaginale. On n'a encore tenté aucune opération con-

tre cette infirmité. A part cette affection grave, qui n'est pas du ressort des Eaux, cette femme a ressenti en 1857, les premières atteintes d'une néphrite calculeuse, reconnaissable aux symptômes suivants :

Douleur lombaire s'irradiant le long de l'uretère jusqu'à la vessie, sensibilité à la pression, lombagos fréquents, sensation de barre autour de la base de la poitrine, envies fréquentes d'uriner ; les urines ont renfermé du sang à plusieurs reprises, de même que du sable rouge et des graviers de même couleur.

Anorexie, insomnie, phénomènes de débilité générale, douleurs abdominales, etc., etc.

Usage pendant vingt-quatre jours de l'eau de la Grande Source, en boisson et en bains. Les fonctions de l'estomac s'améliorent manifestement, l'état général s'amende en même temps que se calment les douleurs lombaires ; cependant l'amélioration n'est pas telle qu'on devait s'y attendre et la santé de cette femme laisse encore beaucoup à désirer. Quelques mois plus tard, il y a eu recrudescence.

62e Observation.

M. Z., officier d'infanterie, est atteint depuis deux san d'une affection de la moëlle qui l'a conduit insensiblement à une paraplégie incomplète. Depuis trois ou quatre mois, il remarque un dépôt glaireux dans ses urines. Ce dépôt est composé de pus mélangé de mucus, il existe des douleurs lombaires qui appartiennent probablement à la maladie de la moëlle ; la vessie ne paraît pas être atteinte.

La purulence de l'urine n'étant survenue que longtemps après le début de la myélite, la maladie de cet officier me paraît rentrer dans le cadre des affections urinaires, qui ont pour cause une maladie des centres nerveux.

Dans ces cas, les produits lithiques qui prennent naissance dans les reins, appartiennent à la variété de gravelle phosphatique. Chez M. Z., on n'avait pas encore remarqué de gravelle, mais j'appris plus tard que ce phénomène se produisit. J'ai constaté de plus chez ce jeune homme, pendant son séjour à Vittel, une augmentation très-sensible de volume de la cuisse et de la jambe droites, en même temps que la diminution d'élasticité de tout ce membre qui était devenu d'une consistance ligneuse.

Son séjour à Vittel eut un résultat assez avantageux. Le malade a repris de l'embonpoint, de la solidité, de l'aplomb sur ses jambes ; ses urines se sont éclaircies ; il a un appétit excellent. Quoique je ne l'aie pas revu, j'ai su de source certaine que son état s'améliorait progressivement et que le membre pelvien droit avait fini par reprendre son volume et sa souplesse normales.

CHAPITRE IX.

CYSTITE CHRONIQUE ET CATARRHE VÉSICAL.

Comme fréquence, le catarrhe de la vessie se place sur le même rang que le catarrhe pulmonaire, et l'on sait si les affections catarrhales sont communes surtout à un certain âge de la vie.

Le nom de catarrhe vésical que nous ne séparerons pas de la cystite chronique est réservé à une maladie du réservoir urinaire qui a pour caractère principal de laisser déposer au fond du vase un mucus plus ou moins abondant, tenace, filant, glaireux, coloré ou non par du sang et s'accompagnant presque toujours de produits phosphatiques. Souvent les malades rendent ces glaires pures avec très-peu de liquide, d'autres fois l'urine ne paraît pas avoir diminué de quantité.

Tantôt l'état catarrhal succède à une inflammation aigüe de la vessie, inflammation qui, jugée incomplètement, laisse à sa suite une modification pathologique telle, que la muqueuse prend et conserve des habitudes anormales de sécrétion; tantôt les glaires apparaissent dans l'urine sans que son réservoir ait subi l'agression d'une phlogose aigüe. Ce dernier début se remarque surtout dans les pays froids et humides qui ont le triste privilége d'engendrer les affections catarrhales pulmonaires, bronchiques, vésicales, etc. On le rencontre également chez les individus lymphatiques, à fibre molle, peu énergique dont les échantillons sont nombreux dans les pays signalés plus haut; de sorte qu'il serait difficile de décider lequel, du climat ou du tempérament, a pour la production de la maladie, la plus grande prédominance.

Nous croyons qu'il y a entre ces deux éléments une corrélation intime et nécessaire, parce que le froid et l'humidité sont les procréateurs les plus féconds du lymphatisme. Dans de tels pays et chez de tels individus, les flux naissent à l'occasion des mêmes causes qui produisent dans des climats différents et chez des sujets d'un autre tempérament les inflammations aiguës; chez les premiers, si toutes les maladies ne sont pas chroniques à leur début, il en est du moins un très grand nombre qui en revêtent les apparences. Au lieu de symptômes inflammatoires aigüs, violents, qui sont du ressort de la médecine ordinaire, on a affaire à une évolution obscure, insidieuse; les phénomènes morbides, très légers d'abord, vont en augmentant d'intensité à mesure que le temps s'écoule; tous les symptômes dénotent un état atonique profond, quoiqu'il ne soit pas rare de voir survenir pendant la longue durée de la maladie quelques exacerbations soit durables, soit passagères. Une métastase peut produire cette affection tout aussi bien que le refroidissement ou la présence d'un corps étranger; il en est de même des injections irritantes.

Peuvent encore y donner lieu, les professions sédentaires qui condamnent à l'immobilité dans la station assise, la passion du jeu qui fait oublier tout jusqu'au besoin d'uriner; la vieillesse, qui privant la vessie et les muscles de l'abdomen de leur tonicité, ne permet plus à l'urine d'être expulsée complètement.

Choppart, dans son traité des voies urinaires, remarque que pendant le cours d'une inflammation chez un individu à peine guéri d'un catarrhe de la vessie, il a vu la guérison persister tant que l'inflammation n'eût pas fini de parcourir ses périodes, mais que la phlogose étant jugée, le catarrhe reparut. Par contre, on a observé qu'une phlegmasie étendue agissait sur un flux catarrhal du réservoir urinaire à la manière d'un puissant révulsif, et l'on a cité des guérisons définitives par ce procédé.

A part l'état aigü, le catarrhe de la vessie peut n'être pas très-douloureux; mais malgré le peu de douleurs qu'il occasionne parfois, il n'en est pas moins pour le malade la cause d'un épuisement continu dont les effets ne tardent pas à se manifester sur toutes les fonctions.

L'appareil digestif se dérange, le sommeil s'enfuit, le moral s'affaiblit et s'irrite, phénomène commun à toutes les maladies des voies urinaires. Un catarrhe vésical engendre en effet la tristesse, la propension à parler de son mal, dont le souvenir ne revient que trop souvent à chaque fois qu'on éprouve le besoin d'uriner.

Les signes les plus saillants de cette affection ne se rencontrent pas tous dans l'urine, ceux surtout qui sont susceptibles de diriger le pronostic; les signes physiologiques sont nombreux et importants.

L'affection a-t-elle quelque gravité ? le malade éprouve des pesanteurs au périnée, de véritables douleurs à la région anale; le bas-ventre est le siége d'une gêne incommode, d'une tension que les efforts de toux, d'éternuement, de flexion exagérée du tronc en avant, transforment en élancements poignants.

Un de mes malades marchait le dos voûté, et se tenait l'abdomen à deux mains; les pas d'une personne marchant avec précaution autour de sa chaise pour le servir à table, lui retentissaient dans le bas-ventre, au point de le forcer à se soulever de sa chaise au moyen de ses deux mains appuyées sur ses montants. Nous donnerons l'histoire de ce malade.

Les besoins d'uriner sont très-fréquents ; chez quelques malades, dix, quinze fois par heure sont un nombre ordinaire de mictions; mais ces besoins, plutôt fictifs que naturels, ne sont soulagés que par l'expulsion d'une petite quantité d'urine glaireuse. Ce ténesme vésical a son analogue dans les maladies dysentériques où de malheureux patients ont dû se présenter 150 à 200 fois par jour à la garde-robe.

L'on comprend quels soucis et quels tourments apporte dans la vie d'un individu, l'existence d'un catarrhe vésical qui s'accompagne de besoins d'uriner quinze à vingt fois par heure ; heureux encore quand la vessie obéit aux puissances expultrices qui tendent à chasser le liquide qu'elle contient, et que l'usage de la sonde ne devient pas une nécessité.

Les premiers symptômes d'acuité ne sont pas du ressort des Eaux; les accidents chroniques sont les seuls qui viennent chercher leur guérison aux sources minérales, quand tous les remèdes pharmaceutiques, voire même les ressources chirurgicales sont restées de nul effet. M. T., nous est pourtant un exemple des heureux résultats que l'on peut obtenir aux eaux diurétiques ferrugineuses dans des cas graves et assez aigüs.

L'urine catarrhale possède des propriétés toutes spéciales ; elle est louche, lactescente, opaline, troublée par des flocons qui nagent dans son intérieur ; elle est toujours plus foncée en couleur que l'urine normale et constamment alcaline. Elle se décompose rapidement, dégage de l'ammoniaque comme tous les produits animaux en putréfaction. Abandonnée pendant suffisamment de temps dans un vase, avant de se décomposer, elle se sépare en deux parties, l'une filante, tenace, analogue à du blanc d'œuf, adhérante au fond du vase, avec ou sans traces de sang, mais souvent avec du pus. Nous avons donné des soins à une Dame qui rendait des glaires purulentes presque sans urine.

Les organes creux du corps possèdent, en vertu de la puissance vitale, la propriété d'empêcher indéfiniment la décomposition des fluides qu'ils renferment : le sang, la bile, l'urine, etc, qui se décomposent si vite au contact de l'air, résistent à la fermentation dans leurs réservoirs. La puissance conservatrice de la vessie, comme des autres organes, est sous l'influence directe de l'intégrité d'action du système nerveux cérébro-spinal et ganglionnaire. « Donc si quelque trouble, même indirect, est supporté par ces derniers, le résultat nécessaire sera toujours une certaine diminution de la puissance vitale de l'organe, et le fluide qu'il contient deviendra susceptible d'éprouver des changements analogues à ceux qu'il subirait hors de l'économie. Un de ces changements consiste dans l'union de l'urée avec les éléments de l'eau pour former du carbonate d'ammoniaque. » G. Bird.

Suivant M. Dumas, (*Leçon sur la statique chimique des êtres organisés.*) la décomposition, et par suite l'*alcales-*

cence de l'urine serait dûe à la fermentation d'une matière animale albumineuse ou muqueuse contenue naturellement dans l'urine.

D'après Curling, la muqueuse vésicale, sous l'influence d'une lésion spinale, perdrait son mode naturel de sécrétion pour donner un mucus alcalin au lieu d'un mucus acide. Ce produit anormal agissant chimiquement sur l'urine en rendrait la masse alcaline par décomposition ammoniacale. L'expérience suivante de Snow rend la théorie de M. Dumas fort probable. On prend de l'urine nouvellement émise, normale et par conséquent acide, que l'on maintient à 40° ; on la place dans un vase que l'on dispose de manière que son contenu arrive goutte à goutte dans un autre vase placé plus bas. Le vase supérieur est lavé à l'eau toutes les six ou huit heures avant d'y remettre de l'urine nouvelle, qui conserve toujours ses qualités normales, mais dans le vase inférieur on a soin de laisser toujours quelques gouttes de l'urine ancienne. Le résultat fut que le vase inférieur contenait toujours de l'urine alcaline, tandis que dans le supérieur l'urine conservait son caractère acide.

Au demeurant, quelle que soit la théorie, le fait de l'alcalescence de l'urine n'en existe pas moins, et la présence des produits ammoniacaux est une cause d'irritation permanente pour les parois de l'organe. Sous cette influence, les glaires ne font qu'augmenter de quantité et ajouter aux souffrances du malade. Le col est envahi par un ténesme incessant, les efforts d'expulsion sont extrêmement douloureux et multipliés. D'après l'expérience de Snow, citée plus haut, les lavages fréquents de la vessie auraient dans les cas de ce genre une incontestable utilité. Or, les diurétiques en général, et en particulier les eaux minérales qui augmentent la sécrétion des reins et rendent l'urine acide, ne sont-elles pas les moyens les plus aptes à établir ce lavage et de plus, à ramener à ses qualités chimiques normales une urine qui s'en est déviée sous l'influence de la maladie ?

Outre les causes déjà signalées, remarquons encore

les suivantes : la goutte , dans une de ses migrations si rapides et si violentes , peut tout aussi bien s'attaquer à la vessie qu'à tout autre organe ; les affections rhumatismales et cutanées, la suppression d'un cautère ancien , la présence d'un calcul ou d'un corps étranger quelconque dans la vessie , un obstacle mécanique au cours de l'urine comme en produisent les rétrécissements et les engorgements prostatiques.

L'inflammation franche n'est pas toujours, ainsi que nous l'avons dit, le point de départ d'une affection catarrhale des voies urinaires ; en effet , il peut se développer lentement, sourdement, un catarrhe vésical ; les symptômes physiologiques manqueront alors, le vase seul qui reçoit l'urine trahira l'existence de la maladie par la présence d'un dépôt muqueux qui se précipite par le repos. Mais avec le temps , et la maladie ayant peu de tendance à guérir spontanément, le col sans cesse en contact avec un liquide alcalin s'irrite, le reste de la muqueuse participe promptement à cette stimulation anormale , et l'inflammation qui n'a pas été cause , peut fort bien devenir effet d'un catarrhe.

Si, dans tous les cas, il est nécessaire d'insister sur la recherche des causes d'une maladie quelconque, il y a, quand il s'agit de catarrhe des voies urinaires , une nécessité plus urgente que jamais à s'enquérir avec sollicitude de l'étiologie de l'affection. Un bon nombre d'affections catarrhales de la vessie réputées simples et exemptes de complications, sont sous l'influence, ou d'un engorgement de la prostate, ou de rétrécissements uréthraux, ou de corps étranger dans la vessie. La connaissance de la cause conduira à l'application méthodique du remède, et s'il y a, par exemple, quelque rétrécissement, la rapidité de leur cure à Vittel, me paraît devoir lever promptement les obstacles qui s'opposent à la guérison de l'affection catarrhale.

Les rétrécissements étant guéris ou palliés par une des méthodes actuellement en usage, anodine ou violente, la muqueuse vésicale , soit par suite d'un reste d'irritation qui a déterminé primitivement la sécrétion de glaires, soit par suite d'une habitude catarrhale contractée par l'organe, sécrète encore pendant un certain temps des mucosités; ce qui n'était qu'une complication devient, sinon une maladie, du moins une incommodité, de sorte qu'une saison d'eau diurétique, tout en faisant disparaître les dernières traces de sécrétion morbide, consoliderait la cure des rétrécissements.

Les mêmes indications thérapeutiques se présentent à la suite de l'opération de la pierre. Dans ces cas, la persistance du catarrhe étant bien plus constante que quand il s'agit de rétrécissements, il y aurait au moins prudence à consolider une opération de pierre par une saison à nos Eaux, tant dans le but de reconstituer une santé en général gravement altérée que pour se mettre à l'abri d'une récidive.

« Le traitement hydro-minéral consécutif (c'est là surtout
» ce qui en fait la supériorité dans les cas de ce genre),
» ne représente pas une médication simple comme la
» plupart de celles qu'on oppose au catarrhe vésical, et
» qui n'ont en général qu'une action purement locale. »
DURAND-FARDEL, *Eaux minérales.*

En effet, la privation de sommeil, la diminution et quelquefois la perte de l'appétit, les digestions difficiles et incomplètes influent sur la nutrition générale; ajoutez-y la sécrétion morbide de mucosités parfois très-abondantes, et vous aurez l'explication du délabrement général d'un individu atteint de catarrhe depuis un certain temps.

Toutes les indications de la cure d'un catarrhe de la vessie sont remplies par l'eau de Vittel. Ainsi, ses propriétés sédatives, hyposthénisantes, sont les plus aptes qu'on connaisse :

1o Pour faire disparaître les dernières traces d'une irritation qui entretient la sécrétion pathologique ;

2o Pour modifier les urines dans leur quantité et dans leurs qualités ;

3o Pour relever la constitution affaiblie, débilitée;

4° Pour combattre les complications.

Les propriétés curatives de ces Eaux sont tellement patentes dans le cas qui nous occupe, que nous ne ferons que les rappeler.

Une urine abondante, passant comme un courant d'eau continu à travers le réservoir urinaire, entraînera le mucus morbide au fur et à mesure de sa formation, en même temps que par son contact avec les parois de la vessie elle en modifiera la vitalité; l'urine ne tardera pas non plus à reprendre ses caractères normaux d'acidité; la constitution générale subissant à son tour une métamorphose inévitable, primera et dominera par sa réhabilitation la cure locale du catarrhe.

C'est de cette manière, mais de cette manière seulement, que l'on parviendra à obtenir des cures solides, durables, et non de ces guérisons éphémères que détruit le moindre écart de régime. Mais, pour obtenir de semblables résultats, il faut de la persistance ; il n'est pas possible que trois semaines de séjour à une source minérale, fût-elle douée de propriétés miraculeuses, soient suffisantes pour conduire à bien, une de ces affections graves, de très-longue durée, rebelles aux traitements ordinaires et récidivant avec la plus grande facilité.

Donc, nous considérons les Eaux de Vittel comme souveraines dans le traitement des catarrhes vésicaux, fussent-ils même compliqués de rétrécissements; il en est autrement quand la complication est due à un calcul.

Il est bien entendu que les dégénérescences squirrheuses, cancéreuses, tuberculeuses du col ou des parois de l'organe, n'ont pas plus de chance de se trouver bien à Vittel que partout ailleurs.

63° Observation.

Mme D., 66 ans. Tempérament lymphatico-sanguin ; constitution détériorée, très-maigre.

Depuis une trentaine d'années, elle est rhumatisante; il y a vingt ans, des douleurs vagues, rapportées au rhumatisme, se sont fait sentir au bas-ventre et à la région vésicale, mais elles ont disparu peu de temps après spontanément. Il y a quatre ans, elle fut atteinte de catarrhe vésical qui manifesta sa présence par des urines louches renfermant quelques filaments muqueux, mais sans douleur ; ces nuages augmentèrent progressivement et sans qu'il y ait eu de rémission dans leur abondance ; le catarrhe alla donc en augmentant au point de donner une épaisseur de mucus de quatre centimètres au fond du vase. Un traitement varié amena des résultats assez satisfaisants.

Depuis que Mme D. est malade, son caractère a singulièrement changé, elle est devenue maussade], irritable, agacée. Aujourd'hui elle urine huit à dix fois dans la journée, autant la nuit, et très-souvent les urines occasionnent de la douleur à leur passage dans le canal. L'urine est alcaline, le quart de leur volume est constitué par du muco-pus.

Quelques douleurs rhumatismales vagues qu'elle éprouvait ces années dernières, et qui persistent encore, la firent aller à Plombières à plusieurs reprises ; ses douleurs se trouvaient bien des eaux thermales, mais le catarrhe augmentait. Après six jours de l'usage de l'eau de la Grande Source, elle ne s'éveille déjà plus que deux fois par nuit pour uriner, et la matière a beaucoup diminué.

Quelques jours après, par suite de changement de température, le temps étant devenu pluvieux et froid, il y a une recrudescence ; le mucus augmente, les envies d'uriner deviennent plus fréquentes. Peu à peu, ces symptômes se calment, la matière diminue pour ne plus être que peu abondante ; les besoins d'uriner deviennent moins fréquents, l'appétit est fort bon, et, à son départ, elle n'urine plus que deux fois au plus par nuit, le dépôt est les deux tiers moins abondant qu'à son arrivée ; ses forces ont augmenté. Pendant son séjour, elle a fait usage de l'eau en boisson, en bains et en douches.

64e Observation.

M. T., 46 ans, cultivateur, tempérament bilieux, constitution détériorée, sciatique gauche en janvier 1854, traitée par les affusions froides.

En 1855, sciatique du côté droit, traitée également par les affusions froides ; mais cette fois cette méthode de traitement ne fait qu'aggraver la maladie. Cette époque coïncide avec l'apparition de glaires dans son urine, et le développement de douleurs dans le canal et à la vessie pendant la miction, avec alternatives de disparition et de recrudescence dans les douleurs et l'abondance du catarrhe.

Au mois de décembre 1857, tout en souffrant toujours de sa sciatique, il est pris de rétention d'urine. Tous ses efforts de miction n'aboutissent qu'à expulser quelques gouttes de liquide, qui sort plutôt par regorgement que sous l'influence de la volonté ; dans la soirée de ce même jour, les douleurs sont intolérables, le ventre énormément distendu. Cependant, il n'a fait d'autre excès dans la journée, que de boire un demi verre de vin nouveau; il est vrai que depuis deux ans il se privait de vin complètement. Il fut sondé deux fois dans la nuit, on lui apprit à introduire lui-même une sonde, et il se rendit au mois de mai 1858 à Bourbonne, pour y être traité par les eaux thermales de sa paralysie de vessie.

Les bains et les douches aggravèrent considérablement son état, les glaires devinrent beaucoup plus abondantes, et quelquefois colorées par du sang; les douleurs de la vessie étaient intolérables, au point qu'il pouvait à peine rester sur une chaise assis dans un appartement où quelqu'un marchait.

A son arrivée à Vittel, il était dans l'état suivant :

Détérioration générale, maigreur excessive; il marche courbé pour que les muscles du ventre ne pressent pas sur la vessie; au lit, il reste couché sur le dos et relève les jambes pour éviter le contact des couvertures. La pression sur le bas-ventre est très-douloureuse, ainsi que les efforts de défécation; quelquefois dans la journée, il peut uriner naturellement, mais le plus souvent la miction est impossible, il est alors obligé d'introduire une sonde qu'il porte constamment sur lui; le passage de l'urine est douloureux; il existe du ténesme et des épreintes. Urines alcalines.

Si pendant le jour il peut encore expulser volontairement de temps en temps son urine, il n'en est pas de même pendant la nuit, ses efforts sont complètement impuissants; souvent il est obligé de se sonder quinze à vingt fois par heure, ou laisser une sonde à demeure pour donner issue à du pus, à des glaires, mais à très-peu d'urine. Le matin son vase contient un liquide trouble où l'on remarque de nombreux grumeaux flottants, et au fond duquel on peut recueillir un verre et demi de matière filante, tenace, colorée en jaune verdâtre, d'une odeur insupportable, mais sans traces de sang; M. T. n'a jamais rendu de graviers, n'a pas eu d'accès de goutte. Pas de pierre dans la vessie. Appétit fort médiocre, digestions pénibles, sommeil interrompu cinquante fois par nuit.

Au bout de dix jours d'usage de l'eau de la source diurétique, on n'aperçoit plus que quelques filaments glaireux nageant dans le liquide urinaire; pendant tout le jour, les fonctions de la vessie se font normalement; la sonde est toujours nécessaire la nuit. L'appétit est meilleur ainsi que le sommeil, en raison de la diminution des besoins d'uriner.

Le quatorzième jour, il fait quelque excès de table; il n'en résulte aucun inconvénient, les symptômes généraux et locaux ne s'aggravent point. Il rentre chez lui pendant cinq ou six jours, les glaires ne tardent pas à revenir, mais sans douleur; il se hâte de revenir à Vittel; trois jours après les glaires ont de nouveau disparu, et il s'en retourne, malgré moi, surveiller les travaux de sa culture. Ce malade que j'ai revu plus tard, conserve sa paralysie et son catarrhe, subit des alternatives fréquentes de recrudescence et d'amélioration.

65e Observation.

Une Religieuse de 65 ans, atteinte depuis trois ans d'un catarrhe vésical assez intense, vient passer une première saison à Vittel en 1858. Elle est en même temps sujette à des coliques néphrétiques, et rend des sables et des graviers depuis plus de quinze ans. Elle éprouve du ténesme, des besoins fréquents d'uriner, de la pesanteur au périnée et au bas-ventre. Au fond du vase, on remarque souvent, en l'absence même de toute production calcaire, des produits glaireux ne renfermant pas de traces apparentes de pus, mais d'une abondance fort variable. L'appétit est des plus précaires, les digestions sont lentes et difficiles, l'estomac et le ventre se ballonnent, le sommeil est souvent interrompu par le besoin d'uriner.

Cette femme est fort maigre.

Elle passa cette première année une saison de vingt jours, au bout de laquelle les urines ne renfermaient plus que quelques nuages. Les douleurs du bas ventre ont disparu; l'appétit est meilleur ainsi que les digestions.

Cette amélioration persiste jusque dans le courant de l'hiver, mais sous l'influence de la rigueur de la saison, elle fut prise du même coup d'une bronchite qui finit par un catarrhe pulmonaire, et d'une récidive de son catarrhe urinaire; c'est dans cet état qu'elle vint à Vittel, en 1859.

En raison de son âge avancé, et de la tendance des affections catarrhales à se reproduire, je manifestais et je manifeste encore la crainte que cette maladie ne soit incurable.

En effet, chaque saison qu'elle vient passer ici améliore son état très-notablement, mais elle rechûte pendant la mauvaise saison. Elle est revenue en 1860-1861.

Toutefois, remarquons bien que chaque fois qu'elle fait usage de l'eau, il y a une amélioration évidente qui persiste encore assez longtemps, et que c'est grâce à une saison annuelle que cette femme jouit d'une santé relativement satisfaisante.

66e Observation.

Un officier de la garde, atteint d'une constipation opiniâtre que des lavements de toute nature ne modifièrent que d'une manière insignifiante, fut pris en même temps d'hémorrhoïdes, de tiraillements dans les aînes, le scrotum, le bas ventre, avec des envies fréquentes d'uriner, un jet d'urine très-mince, mais sans rougeur du canal ni écoulement, quoiqu'un coït suspect lui donnât de grandes craintes de ce côté. Ce n'est qu'un mois après qu'un écoulement survint, accompagné de dysurie, d'envies fréquentes d'uriner avec chaleur et douleur dans le canal.

L'écoulement subit de nombreuses alternatives d'abondance et de rareté; la douleur était d'autant plus vive que la matière était plus rare.

Aujourd'hui une goutte verdâtre, filante, suinte le matin; dans le courant de la journée, on peut aussi en faire sortir par la pression amenée depuis la portion profonde du canal; il n'y a plus de douleur en urinant, mais le malade éprouve toujours des tiraillements dans les aînes et de la pesanteur au bas ventre et au périnée, quelquefois du ténesme et des nuages dans ses urines.

Par l'usage de l'eau, l'écoulement devint plus abondant, mais complètement indolore et presqu'aqueux; les tiraillements, la sensation de poids, de fatigue des organes génitaux disparurent; quelques injections au sous-nitrate de bismuth tarirent complètement le flux catarrhal du canal, la constipation n'existe plus.

67e OBSERVATION.

Un jeune homme, voyageur de commerce, âgé de vingt-cinq ans, fut pris à la suite d'un excès de boisson que suivit un excès de femmes, d'accidents de cystite aiguë, qui fut traitée par les moyens ordinaires.

A son arrivée à Vittel, il éprouve encore des besoins fréquents d'uriner, un peu de ténesme; on trouve dans son urine des filaments muqueux qui nagent dans le liquide et se déposent au fond du vase par le repos. Sa vessie est moins énergique qu'auparavant et le jet de l'urine n'est pas très-vigoureux.

A la fin de sa saison, tous les symptômes ci-dessus ont complètement disparu, et ce jeune homme, dont la maladie du reste était assez bénigne, partit complétement guéri.

L'observation suivante, l'une des plus curieuses que j'aie recueillies, m'ayant paru instructive à plus d'un titre, je la transcris avec détail.

68e OBSERVATION.

Catarrhe vésical. — Déformation vertébrale. — Etat très-grave.

M. J. J., tailleur d'habits, habitant Dijon, est âgé de trente-cinq ans.

Tempérament lymphatique. — Constitution très-délabrée.

Il y a deux ans et demi qu'il ressentit pour la première fois une grande fatigue dans les membres inférieurs avec des douleurs dans les mollets, les cuisses, les reins et dans la colonne vertébrale, jusqu'au milieu de sa hauteur; crampes dans les jambes, élancements douloureux dans le dos, sensation de froid. A la même époque, l'estomac se dérange, l'appétit se perd, les digestions ne se font plus, l'estomac et les intestins se ballonnent, l'amaigrissement est considérable. Il y a sept à huit mois, il a éprouvé des difficultés pour uriner; ses urines étaient chargées, glaireuses, fortement ammoniacales; la miction était extrêmement douloureuse, s'accompagnant d'hématurie et de douleurs violentes au bas ventre et au périnée. Ces accidents vésicaux sont traités par des moyens appropriés à l'hôpital de Dijon.

On constate sur ces entrefaites de la gibbosité.

Aujourd'hui on remarque les phénomènes suivants.

Sur le trajet de la colonne vertébrale, à la fin de la portion dorsale, existe une tumeur ovoïde, insensible à la pression, formée par la tuméfaction des apophyses épineuses des vertèbres de cette région. Plus bas, au niveau du sacrum, douleurs contusives et à la pression s'irradiant du côté du ventre. Faiblesse des membres inférieurs, sans douleur proprement dite, marche lente, difficile même avec une canne; il reste courbé comme un vieillard; douleurs sourdes dans les fémurs; sommeil mauvais et souvent interrompu par des besoins d'uriner, caractère sombre, irritable, complètement changé, anorexie, digestions très-lentes, flatulences gastriques.

Chaque miction dont le besoin se renouvelle toutes les demi-heures, s'annonce par des chatouillements au bout de la verge qui répondent au sacrum, quand l'urine coule, il lui semble sentir un flot de liquide qui descend du milieu et des côtés du ventre dans la vessie; la douleur est très-vive pendant les dernières contractions des muscles du canal.

Les urines sont fortement glaireuses et purulentes, on y trouve quelquefois de petits caillots de sang ou des stries rougeâtres.

La sonde introduite dans la vessie n'accuse aucun corps étranger, mais son passage dans le canal est très-douloureux.

Je le mets à l'usage de l'Eau de la Grande-Source en boisson, en bains, en douches sur les parties latérales de la colonne vertébrale.

A la fin de cette première saison, je notais les faits suivants en les accompagnant de quelques remarques cliniques.

Depuis quelques jours, J. va sensiblement mieux, dans ce sens que l'appétit est meilleur et les digestions plus faciles; il urine moins souvent et les douleurs qui accompagnent la miction sont moins vives, cependant les urines sont franchement purulentes avec très-peu de produits glaireux et le pus n'a pas sensiblement diminué. Il n'urine plus que cinq ou six fois par nuit, il a repris de l'embonpoint, il n'a uriné ici ni sang ni caillots, la tumeur dorsale n'a pas changé.

Pendant la route, il a beaucoup souffert, mais rentré chez lui et après un repos de quelques jours, il s'est senti mieux, il a fait usage de l'eau transportée, qui le purgea fortement au début et lui procura en définitive des selles régulières et quotidiennes. Revenu en 1860, il s'était tellement amélioré, qu'il était méconnaissable.

Les fonctions digestives se font bien, il peut se redresser complètement en marchant, les produits muco-purulents ont beaucoup diminué; le malade est plus solide sur ses jambes, il marche mieux et plus longtemps, il n'est plus éveillé que trois ou quatre fois par le besoin d'uriner.

L'amélioration a fait depuis cette époque de nouveaux progrès, il fait usage à domicile d'eau transportée.

Réflexions sur cette observation. — L'origine du muco-pus expulsé avec les urines me parut chez ce malade, suspecte dès le début.

En considérant, d'une part, la sonoréité qui accompagne la tumeur dorsale, ce qui prouve qu'elle est vide ; l'absence de tumeur fluctuante sur aucun point du ventre, quoiqu'il ne soit pas douteux que le corps des vertèbres soit en suppuration ; en second lieu, la persistance de la douleur autour des reins, dans les régions latérales de la tumeur dorsale ; la non existence de corps étranger dans la vessie ; mais par-dessus tout la prédominence des produits purulents sur les mucosités et leur abondance persistante malgré l'usage de l'eau et l'amélioration générale ; ainsi que l'apparition des urines purulentes postérieurement aux douleurs lombaires ; nous sommes porté à croire qu'il existe une carie vertébrale ou maladie de Pott ; que le pus provenant de cette affection grave a flué dans le ventre comme il arrive souvent en pareil cas, mais qu'au lieu de se faire jour dans un des points des parois de l'abdomen ou de la partie supérieure de la cuisse ou de la fesse, la matière purulente s'est dirigée du côté de la vessie et a perforé cet organe après avoir déterminé des adhérences ; ces considérations nous portent à conclure que la purulence de l'urine ne vient pas de la vessie, mais d'un abcès ossifluent.

Pendant un second séjour à l'hôpital de Dijon, l'attention du médecin traitant se porta sur la tumeur dorsale, et dans une leçon clinique, dont notre malade fut le sujet, il émit l'opinion que les matières purulentes que renfermait l'urine avaient pour origine les os de la colonne vertébrale et non la vessie, du moins primitivement.

Mon diagnostic se trouve par ce fait confirmé par un praticien distingué d'un grand hôpital.

5.

Après une première saison, il pesait encore sur ce malade un pronostic très-défavorable, et je considérais à son départ son affection comme mortelle dans un bref délai, mais l'amélioration était tellement évidente après une seconde saison, et le mieux a tellement progressé depuis lors, que j'ai modifié mes impressions. Tout en faisant encore de sérieuses réserves sur l'issue finale de cette maladie, je n'en conserve pas moins aujourd'hui un espoir très-fondé de guérison.

CHAPITRE X.

DYSURIE.

Par l'expression de *dysurie*, on désigne l'excrétion difficile, quoique plus ou moins complète, des urines, accompagnée d'une sensation incommode de chaleur et de douleur, dans une portion plus ou moins étendue du canal de l'urèthre.

Dans un grand nombre de cas, la dysurie n'est qu'un faible degré de rétention d'urine, et toutes les causes qui peuvent donner lieu à cette dernière sont susceptibles d'occasionner la dysurie.

Elle peut être idiopathique ou symptomatique ; nous n'avons à nous occuper ici que de la première variété, les autres trouveront leur place naturelle dans les descriptions des maladies diverses qui donnent lieu à de la difficulté dans l'émission des urines ; mais dans tous les cas, il est très-important de s'assurer de la cause de la dysurie ; du reste il n'est pas une seule affection des organes génito-urinaires qui ne compte parmi ses symptômes de la difficulté d'uriner ; l'urine elle-même par des qualités irritantes souvent dues à sa concentration peut y donner lieu.

La dysurie essentielle, chez un sujet vigoureux chez lequel il n'y a pas à soupçonner quelque métastase goutteuse ou autre, n'est pas en général une affection grave ; elle cède au régime ténu et aux médicaments délayants, cependant on l'a vue persister et constituer sinon une maladie , du moins une incommodité fort gênante dont on a hâte de se débarrasser.

Cette affection dont les vieillards sont fréquemment atteints et qui reconnaît généralement pour cause un affaiblissement sénile de la contractilité vésicale a été maintes fois remarquée par nous chez des individus faisant usage des eaux thermales de Bourbonne-les-Bains dans les cas où leur emploi produit une excitation assez vive dans le traitement de laquelle les eaux de Vittel ont une efficacité extrêmement remarquable.

69e Observation.

Parmi les symptômes nombreux et variés dont était atteint un officier supérieur d'infanterie, et dont il avait puisé le germe dans la campagne de Crimée, et une captivité de plusieurs mois en Russie, je ferai remarquer de la difficulté dans l'émission des urines. Il n'existait chez lui ni rétrécissement du canal, ni affection morbide de la vessie, sauf un affaiblissement de la contractilité de cet organe, affaiblissement sous la dépendance d'une débilité générale par excès de fatigue et de privations. Quoique cet officier ne soit resté à Vittel qu'un temps relativement court, il n'en retira pas moins de l'usage de l'eau tout le profit désirable, car la dysurie diminua, puis disparut en même temps que la constitution reprenait le dessus. Nul moyen ne fut employé concurremment avec l'eau , de sorte que c'est à elle exclusivement que revient l'honneur de la guérison.

70e Observation.

Monsieur M. charpentier, habitant le département de la Meuse, âgé de soixante deux ans a éprouvé il y a quatre ans , et sans cause connue de la difficulté dans l'émission des urines; au mois d'août 1858, il y eut rétention complète. Pendant huit jours la sonde fut nécessaire, l'urine était boueuse, au moyen de bains de siége et d'eau de Vittel à domicile, les symptômes diminuèrent considérablement. Aujourd'hui il éprouve encore de la lenteur et de la difficulté dans la miction, s'accompagnant de chaleur au col de la vessie et le long du canal.

A son départ après une saison de vingt jours, les urines sont parfaitement limpides , il urine à volonté, il n'y a plus de chaleur en urinant et deux ans après , la guérison s'était maintenue.

71e Observation.

Monsieur D. âgé de cinquante ans est atteint de dysurie sans rétrécissement ni corps étranger dans la vessie ; sa maladie paraît tenir à ce qu'il a conservé son urine trop longtemps malgré un pressant besoin. L'urine ne renferme rien d'anormal, je n'ai constaté chez ce malade aucun changement dans son état, et je l'ai depuis lors complétement perdu de vue.

72e Observation.

Monsieur X. âgé de cinquante deux ans, et d'une constitution forte, a éprouvé, au début de sa maladie, du ténesme, des envies fréquentes d'uriner avec des nuages dans le vase de nuit. Aujourd'hui, il s'éveille sept à huit fois par nuit et il y a encore des glaires, mais peu abondantes dans ses urines. Le liquide est abondant sans sucre, sans albumine ; mais quand le malade veut uriner, il est obligé d'attendre le jet qui, du reste, n'occasionne à son passage ni douleur, ni chaleur. Les muqueuses sont décolorées, il y a un peu d'œdême le soir autour des malléoles ; grande tendance à la diarrhée, découragement profond.

Malgré un séjour de quarante jours et l'administration méthodique de l'eau, je n'ai remarqué aucune amélioration dans son état.

73e Observation.

Monsieur de M. est atteint d'une dysurie spasmodique. Gonorrhée en 1855. Traitement irrégulier. Injections caustiques ; l'écoulement disparait, mais il laisse à sa place une affection caractérisée par les symptômes suivants : de temps en temps et sans cause appréciable, sans que les écarts de régime y soient pour quoi que ce soit, il survient dans le jet de l'urine une diminution de volume, de la bifurcation, tantôt sans douleur, tantôt avec de la gêne et de la pesanteur au périnée, mais toujours avec une certaine difficulté dans l'expulsion du liquide. Les urines sont limpides et ne laissent rien déposer par le refroidissement.

Le canal laisse passer sans difficulté des sondes d'un fort calibre ; on ne trouve rien dans la vessie ; le col a été cautérisé sans grand résultat ; il est calmé presque immédiatement par des lavements froids laudanisés.

Usage de la grande source en boisson. Douches ascendantes froides au périnée, lavements froids. Ce traitement a pour résultat la guérison qui persistait encore un an après.

CHAPITRE XI.

RÉTRÉCISSEMENTS DU CANAL DE L'URÈTHRE.

Rétrécissements, angusties, strictures uréthrales sont des expressions qui signifient que le canal de l'urèthre a subi des modifications telles qu'il y a diminution d'ampleur dans son calibre.

Une difficulté plus ou moins grande d'uriner, la déformation du jet, l'incontinence d'urine, la rétention avec toutes ses angoisses, les écoulements divers du canal, des hémorrhagies, du pus et des glaires dans les urines, l'impuissance enfin, tels sont en deux mots les symptômes locaux de cette maladie. Les symptômes généraux quand l'affection est grave sont ceux que l'on rencontre dans les maladies graves des organes génito-urinaires.

Les méthodes curatives des rétrécissements sont nombreuses, mais elles n'ont pas à beaucoup près une identique efficacité ; la position, mais surtout la nature du rétrécissement doivent décider du choix des moyens à employer.

L'uréthrotomie, moyen expéditif et qui compte de belles guérisons ne me paraît devoir être employée que quand la dilatation l'a été sans succès ou seulement demblée, quand l'exploration du canal a fait reconnaître un de ces obstacles contre lesquels la dilatation est impuissante.

C'est sur ce dernier moyen seulement employé pendant l'usage de l'eau de Vittel, et sur ses résultats rapides que je désire attirer l'attention des praticiens.

Les résultats que j'ai obtenus par la dilatation progressive sont assez encourageants pour que non-seulement je persiste dans l'emploi de ce moyen, mais encore pour que je le recommande vivement.

74ᵉ OBSERVATION.

Monsieur L. officier supérieur d'infanterie. Campagnes nombreuses. Maladies antérieures graves.

A la suite de quelques traitements par des injections astringentes, il se produit lentement et progressivement de la difficulté d'uriner, les besoins de la miction deviennent de plus en plus.fréquents , et le jet de plus en plus ténu ; depuis dix ans enfin, l'excrétion de l'urine ne se fait que difficilement et très-incomplètement.

En 4858, je constate moi-même l'état de M. L. à son arrivée à Vittel.

Sommeil mauvais. Fonctions digestives lentes et s'accompagnant de flatulences gastro-intestinales. Fonctions du ventre régulières mais difficiles.

Pesanteur , fatigue générale pendant la station debout , moindre quand elle s'accompagne de mouvement. Impatience et brusquerie, battements du cœur énergiques et sans bruits anormaux, sensation très-pénible d'étouffement à l'épigastre et à la région précordiale augmentant graduellement et prenant naissance et accroissement sans cause connue.

Du côté des organes génitaux :

Besoins fréquents d'uriner qu'il faut satisfaire immédiatement ; l'urine s'écoule moitié en bavant, moitié par un jet filiforme lancé à moins de quatre pouces de distance, et affectant les formes les plus bizarres ; souvent même sans cause déterminante appréciable, l'urine ne peut s'écouler que goutte à goutte ; elle détermine dans le canal un picottement fort désagréable et une chaleur qui va fréquemment jusqu'à la cuisson ; elle ne peut être évacuée complètement que par une pression dirigée de l'anus à l'extrémité de la verge. Urines chargées, rougeâtres comme de la boue, jamais glaireuses. Il n'a jamais été traité sérieusement pour cette affection ; cependant il y a un an, des tentatives d'introduction d'une sonde n'ayant pas abouti à la faire parvenir dans la vessie, on y renonça. Le 17 juin, j'introduis une bougie exploratrice qui rencontre un premier obstacle à 12 centimètres ; la sonde étant arrêtée, je n'insiste pas. M. X. boit de l'eau de la source diurétique à dose rapidement croissante , et au bout de trois jours , je constate que les urines se sont éclaircies , et leur abondance est telle , qu'elle force le malade à passer littéralement une partie de sa matinée à uriner, tant est ténu le jet de l'urine ; je suis cependant très-surpris d'introduire dans la vessie, après quelques minutes, de tentatives, une sonde n° 10 (3 mill. 1|4) , et dans la même séance successivement et presque sans difficulté un n° 12 (3 mill. 1|4,) et n° 14 (4 mill. 1|4) que je laisse dans le canal cinq minutes ; il n'y eut aucun écoulement de sang. Le 19, je reprends les n° 14 et 16, puis le n° 18 (5 mill. 1|4) que je ne laisse dans le canal que cinq minutes comme précédemment. Il urine facilement , le calibre que je produis se maintient ; il y a un peu de cuisson produite par le passage de l'urine dans le canal. A un centimètre au-delà de la fosse naviculaire , j'avais senti comme une bride que la sonde franchissait brusquement avec un petit bruit sec. Du 21 au 27, des phénomènes d'embarras gastrique nous font suspendre l'eau et la dilatation. Des évacuants jugent cette affection intercurrente, qui quoique peu grave, eût néanmoins l'inconvénient de nous faire perdre du temps.

Le 6 juillet, j'introduis dans le canal et sans être arrêté par aucun obstacle une sonde n° 15, que je laisse en place 10 minutes ; il va ensuite à la source boire dix verres. Le 8, n° 16 qui reste dix minutes, il va ensuite à la source.

Le 10, n° 17, puis n° 18. — *Idem ut suprà.*

Le 11, n° 19, pendant un quart-d'heure ; absence de quatre jours.

Le 19, M. X. quitte Vittel dans l'état le plus satisfaisant, il n'a jamais dépassé treize verres d'eau, a pris deux grands bains dans les derniers jours de son séjour ; la dyspepsie flatulente a fait place à une intégrité complète de l'estomac ; le sommeil est calme et paisible, le jet de l'urine est plein, facile, indolore, lancé à plus d'un mètre ; à partir du 11, je n'ai pas introduit de nouvel instrument.

75e Observation.

M. de G., 52 ans, tempérament lymphatico-sanguin, constitution très-forte.

En 1843, accidents gonorrhéiques traités par les balsamiques et les injections astringentes. En 1848, à la suite de copieuses libations, il se produit une rétention d'urine à peu près complète, l'urine ne sort que par regorgement ; dequis quelque temps déjà, il urinait avec difficulté ; les accidents ultérieurs furent des plus graves ; il survint des abcés urineux au scrotum, et il en résulta une fistule opérée une première fois sans succès ; elle devait l'être une seconde et dans peu de temps, quand elle se ferma spontanément pendant l'usage à l'intérieur d'eau de goudron. Le canal avait recouvré pendant le traitement quelque peu de perméabilité, mais, la fistule fermée, on songea à traiter les rétrécissements. On n'employa que la dilatation. M. de G. subit cinq ou six cures par ce procédé, aucune n'amena de guérison radicale, et toutes les tentatives durèrent au moins un mois. Il y a un an qu'il n'a passé de bougie dans son canal, et il se trouve, quant au jet de l'urine absolument dans le même état que quand il est obligé de recommencer ses cures de dilatation.

Aujourd'hui, il éprouve de fréquents besoins d'uriner ; pas de douleur. Le jet se bifurque au sortir du méat, et chaque filet est d'un volume moindre que le quart d'un jet ordinaire ; les dernières gouttes sont lentes à sortir, et ne sont expulsées que par des tiraillements et une pression d'arrière en avant le long du canal. Le troisième jour de l'usage de l'eau de Vittel en boisson, on passe dans le canal, sans grande difficulté, une sonde olivaire à col rétréci qui est laissée en place cinq minutes, et à laquelle on substitue une sonde n° 10 qu'on laisse 1|2 heure. Le soir, introduction du même numéro ; 1|2 heure de séjour. En allant par numéros progressifs, on arrive le 20 août, veille de son départ, à introduire le numéro 27 (7 mill. 1|2) sans difficulté.

Pendant son séjour en 1861, on a pu introduire facilement et laisser en place pendant une heure des sondes encore plus volumineuses.

76ᵉ Observation.

Il y a une quinzaine d'années que M. M. a été atteint d'une balano-uréthrite qui fut traitée par le cubèbe, le copahu et les injections astringentes. Elle a duré quatre à cinq mois et a laissé persister un léger suintement. Il n'a jamais eu le jet bien vigoureux, mais il était plein, ce n'est que depuis un an qu'il est devenu plus faible encore et s'est déformé.

Appétit médiocre. Digestions très-longues s'accompagnant de flatulences gastriques. Son père est atteint de paralysie vésicale depuis trois ans.

Notre malade rend depuis cinq ou six ans du sable urique. Le jet de l'urine est faible, déformé, en tire-bouchon, peu vigoureux et se faisant attendre quelques minutes. L'urine dépose des mucosités qui sont d'autant plus abondantes que la dysurie a été plus forte. Le canal ne chasse pas complétement l'urine puis qu'après le dernier coup de piston, il est obligé d'exercer une pression depuis l'anus jusqu'au gland pour exprimer le reste du liquide.

Usage de l'eau de la grande source en boisson, en bains et en douches autour des reins. Dans l'espace de vingt et un jours j'ai pu pousser la dilatation jusqu'à six millimètres sans aucune difficulté ; les urines se sont éclaircies et je conseille au malade de s'introduire de temps en temps une bougie de cinq millimètres.

Revenu l'année suivante ; comme le canal a conservé le calibre acquis un an auparavant, je continue la dilatation jusqu'à sept millimètres ; c'est le maximum que je crois pouvoir atteindre en raison de l'étroitesse naturelle de son canal.

77ᵉ Observation.

M. J. âgé de cinquante six ans a été il y a une douzaine d'année, atteint d'une gonorrhée que l'on traita par les injections. Depuis ce temps, il éprouve pour uriner une difficulté qui n'a fait qu'aller en augmentant. Il y a sept ans, M. le professeur Velpeau constate deux rétrécissements qui en effet sont très-voisins l'un de l'autre et s'accompagnent de tous les phénomènes qu'on remarque dans ces affections. A deux reprises, des tentatives de dilatation ont amené des accidents fébriles qui n'ont pas permis d'insister. Du reste notre malade est pusillanisme et hypochondriaque au dernier point.

Je craignais bien, vu les insuccès antérieurs, d'être obligé de me tenir dans l'expectative, mais malgré mes craintes, il ne survint rien de fâcheux et je pus dans l'espace d'une vingtaine de jours pousser la dilatation de deux millimètres trois quarts, point de départ à cinq millimètres et demi et laisser la bougie en place une heure le matin et autant le soir.

Tous les phénomènes qui accompagnaient ses rétrécissements comme envies fréquentes d'uriner, douleurs dans les aînes, chaleur et ténesme au col de la vessie, disparurent. Avec la précaution de se passer une bougie tous les quinze jours, l'ampleur du canal persista.

78e OBSERVATION.

M. G. est âgé de cinquante trois ans. En 1838, uréthrite traitée par les injections astringentes ; il se manifeste peu de temps après de la dysurie et le jet s'amincit progressivement. En 1848, il survient un phlegmon suivi de fistules urinaires périnéales qui guérirent la même année par l'emploi de la sonde à demeure qui dilata en même temps le canal, mais l'angustie ne tarda pas à renaître et le malade n'urinait plus que du volume d'une très-petite plume de corbeau bifurquée, quand au mois d'août dernier il fut pris sans cause appréciable d'une rétention d'urine complète contre laquelle des tentatives réitérées de cathétérisme furent sans résultat et ne produisirent que de violents accès de fièvre.

Des frictions de belladone au périnée dissipèrent la rétention, et la vessie se vida pendant la nuit. Quelques jours après le même accident se reproduisit et disparut de la même manière, mais sous la menace continuelle d'accidents graves il se décide à venir à Vittel chercher quelque soulagement ne comptant pas sur une guérison.

A son arrivée, je constate que les fonctions générales n'ont pas trop souffert, l'appétit est assez bon, les digestions se font bien, le moral est solide, le sommeil est interrompu cinq ou six fois par le besoin d'uriner, les organes génito-urinaires n'offrent aucune particularité extérieure.

Quand le besoin d'uriner se fait sentir il est obligé d'attendre, de tirer et de presser la verge pour déterminer la sortie du liquide.

Il n'y a pas de jet ; l'urine sort en bavant gros comme deux aiguilles à tricoter se tortillant autour du méat urinaire ; malgré le temps qu'il met pour vider sa vessie, il n'est pas probable qu'elle se vide complètement ; le changement de position n'apporte pas plus de facilité sans l'émission de l'urine ; il n'éprouve d'autre douleur que de la cuisson dans le canal pendant la miction.

Les urines laissent déposer des matières glaireuses purulentes, et les efforts qu'il fait pour chasser le liquide ont donné naissance à des hémorrhoïdes. Ce malade intéressant fut mis pendant quelques jours au régime de l'eau en boisson à dose très-modérée et en bains.

La première tentative de cathétérisme ne me permit d'arriver dans la vessie qu'après de longues recherches et avec une bougie en baleine d'un demi-millimètre de diamètre.

Les jours suivants j'arrive progressivement à trois millimètres, mais deux accès de fièvre, deux jours consécutifs me forcent a interrompre le traitement ; je le reprends le quatrième jour et je le poursuis ensuite sans interruption jusqu'au n° 25 (6 millim. et demi.) Il peut conserver la bougie trois quarts d'heure, une heure même sans souffrir.

Je lui recommande à son départ, de continuer à passer des bougies de moins en moins souvent.

Ce résultat est des plus remarquables, puisque vingt jours ont suffi pour donner à un canal extrêmement rétréci une ampleur de 6 mill. 1/2, débarrasser les urines des produits mucoso-purulents qu'elles renfermaient et obtenir un jet plein et très-énergique.

Le fait suivant n'a été ni moins beau, ni moins prompt dans ses résultats.

79e Observation.

En 1858, M. B., alors âgé de 46 ans fut opéré de deux rétrécissements par l'uréthrotomie interne, et eut les accidents les plus graves. A la suite de l'opération, l'urine coulait très-largement, sans énergie comme si on l'eût versée d'un vase et presque à l'insu du malade qui du reste ne pouvait la retenir complètement.

Cet état se modifia légèrement et finit par disparaître, mais avec la réapparition des obstacles uréthraux et des menaces de rétention d'urine. C'est dans ce dernier état que cet homme d'une rare énergie et officier des plus distingués, fit la campagne d'Italie.

Après la paix de Villafranca, les hostilités étant par conséquent terminées, il fut pris en route d'une rétention complète et resta douze à quinze heures dans la campagne, au milieu des angoisses les plus horribles. Il finit par arriver à Como, se procura à grand'peine un bain de siége dans lequel il resta douze heures.

La rétention d'urine céda et il put continuer sa route ; cet accident ne se reproduisit pas ; il vint à Vittel en 1860. Cette saison dans laquelle il se refusa à toute tentative dans la crainte des dangers qu'il avait déjà courus, ne fut cependant pas complètement perdue pour lui, puisque la douleur qu'il ressentait en urinant disparut et que les urines qui renfermaient du pus en abondance s'éclaircirent.

Cette amélioration quoique légère, mais dont il s'applaudissait cependant beaucoup, persista jusqu'au mois d'août dernier. A cette époque, il eût froid, la douleur pendant la miction et les dépôts purulents reparurent ; il urinait gros comme un fil, à un demi pied de distance et avec les plus grands efforts. Peu d'appétit, caractère morose. En 1861, le traitement par la dilatation fut entrepris et conduit à bonne fin comme nous allons le dire.

A 13 centimètres et demi, existe un premier obstacle, dans la lumière duquel je pus engager l'extrémité très-fine d'une bougie presque filiforme, mais elle ne put arriver jusque dans la vessie à cause de la constriction produite par l'obstacle, elle se recourba et je sentis très-bien en le retirant qu'elle était pincée fortement, elle se dégagea d'une manière brusque. Une petite tige de baleine d'un calibre très-fin franchit le rétrécissement à grand'peine ; elle parvint cependant dans le réservoir urinaire et en la retirant je sentis le même échappement qu'avec la bougie précédente, je la laissai en place cinq minutes, il n'y eût pas de douleur. J'essaie d'introduire immédiatement après une bougie en cire de deux millimètres, la pointe s'engage, mais elle est tellement serrée que je ne peux la faire progresser d'une ligne, je suis obligé d'employer un peu d'effort pour la dégager, et elle me rapporte sur une longueur de 2 à 3 millimètres à partir de l'extrémité et en forme d'anneau incomplet correspondant surtout à la paroi droite du canal, une dépression produite manifestement par le rétrécissement, et exactement située à 13 centimètres 1/2 de profondeur.

La douleur a été assez vive, mais il n'y a pas eu d'écoulement de sang.

Quoique la bougie en cire ne soit pas arrivée jusque dans la vessie, le jet devint cependant meilleur dans la soirée, mais cette amélioration ne persista pas.

Le toucher rectal m'a permis de constater en avant de la prostate, de l'induration du canal que l'on suit en avant jusqu'à la racine des bourses.

Les jours suivants, une petite bougie olivaire franchit le premier obstacle, mais s'arrête au col, enfin elle le dépasse le lendemain et pénètre dans la vessie ; je la laisse en place un quart d'heure.

Une fois le canal redressé, ou plutôt les différentes ouvertures des rétrécissements mises en regard l'une de l'autre, la dilatation marcha mieux et avec plus de rapidité.

A partir du n° 13 (4 millimètres) la bougie peut rester en place pendant une demi-heure sans occasionner de douleur, mais les bougies en cire sont toujours mieux supportées que les autres.

Dès que je pus introduire une sonde percée élastique, j'acquis la conviction que la vessie ne se vidait pas, j'enseignai au malade la manière de s'en servir avec recommandation de vider complètement sa vessie quatre fois par jour, recommandation importante, car les dernières gouttes d'urine ramenées par la sonde étaient lactescentes.

Six jours avant son départ, je constate que la vessie se vide complètement sans le secours de la sonde ; l'urine contient encore un peu de pus, surtout le matin , mais au bout de quelques jours, le pus a complètement disparu.

Le jet est très-beau , régulier , sans déformation ; il se maintient dans toutes les positions, à toutes les heures du jour et de la nuit ; il est projeté énergiquement à deux mètres au moins de distance. L'appétit est d'une énergie très-remarquable ; le caractère est redevenu aimable et enjoué.

En un mot, cette cure inespérée ne fut traversée par aucun événement fâcheux ; elle marcha régulièrement et rapidement, elle arracha sans contredit au désespoir, un homme dont le caractère, malgré son énergie, succombait sous le poids d'un mal pour le traitement duquel il n'aurait jamais voulu consentir à une seconde opération sanglante.

La guérison est encore plus complète aujourd'hui.

Il est peu certain que le traitement purement hydiatique, même suffisamment prolongé, amène le retrait des strictures uréthrales; un résultat aussi complet et aussi décisif n'a jamais été signalé ; mais sous son influence, la dilatation par des bougies graduées donne des résultats incontestablement plus prompts que lorsqu'on fait usage exclusivement de l'eau en boisson , ou que le traitement s'effectue par la dilatation simple sans faire passer par le canal un courant abondant qui modifie les surfaces avec lesquelles il est en contact, et par ses propriétés intrinsèques et par son volume.

La phlogose chronique qui accompagne toujours plus ou moins les rétrécissements, cède et disparaît sous l'influence sédative et antiphlogistique de l'eau ; les produits morbides , résultat de l'inflammation , tarissent, le tissu sous-muqueux se dégorge, la muqueuse elle-même reprend sa texture normale. En définitive, je me crois autorisé à poser en principe :

Que pendant l'usage de l'eau de Vittel, on arrive, dans la cure des rétrécissements du canal de l'urèthre à des résultats remarquablement prompts et inoffensifs.

CHAPITRE XII.

LITHIASE URINAIRE.

§ I. — GRAVELLE.

Qu'est-ce que la *gravelle?*

On désigne sous ce nom de petits corps pierreux que dépose quelquefois l'urine ; par extension, on a donné le nom de *gravelle* à l'affection calculeuse elle-même, tant que les produits calcaires sont encore de dimension à passer sans difficulté par le canal de l'urèthre.

Le volume des produits lithiques peut varier depuis la grosseur d'une graine de pavot, jusqu'à celle d'un pois et même d'un haricot. J'en possède, dans ma collection, de la grosseur d'un fort pois, ronds et lisses. Des calculs volumineux peuvent se fragmenter et disparaître, rendus pièce par pièce. A l'état pulvérulent, on les appelle *sables*; quand ils affectent un volume plus considérable, on les nomme *graviers*. Les graviers sont, tantôt lisses, polis ; tantôt anguleux, hérissés, creusés de vacuoles comme des éponges ; leur poids varie suivant leur composition chimique ; ceux d'acide urique et d'acide oxalique sont les plus lourds ; leur différence de coloration est due à la diversité de leurs éléments constitutifs.

Les variétés chimiques des calculs sont assez nombreuses, mais pour la clinique, il suffit de signaler :

1o Avec des urines acides, des calculs uriques et des calculs oxaliques ;

2o Avec des urines alcalines, des calculs phosphatiques. Dans l'un et dans l'autre cas, les bases peuvent être de la potasse, de la soude, de l'ammoniaque, de la chaux.

Il ne se rencontre que très-rarement des graviers composés d'une substance unique ; presque constamment on y trouve trois ou quatre éléments associés. De toutes, la plus fréquente est la gravelle rouge ou goutteuse.

Le nombre des graviers est en général en raison inverse de leur volume ; on a signalé des malades qui en ont rendu jusqu'à 200 dans les 24 heures. Je possède plus de 900 graviers rendus par le même malade en vingt jours.

Mme B., observation 80e, en a rendu plus de 80 pendant sa saison dernière, abstraction faite du sable qui les accompagnait. L'urine tient en dissolution une certaine quantité de matières salines, qui s'en précipitent quand le liquide dans lequel elles sont dissoutes est en proportion insuffisante, ou quand il renferme des éléments capables de hâter cette précipitation, comme le pus, le mucus. L'excrétion ou le rejet des matériaux solides qui se sont précipités de l'urine peut s'accomplir sans douleur, sans gêne ; leur présence dans les voies urinaires passerait quelquefois inaperçue s'ils ne se trahissaient lors de l'inspection des urines, surtout de celles du matin.

Une pareille bénignité est malheureusement plutôt l'exception que la règle. La présence de graviers dans *les reins* se manifeste souvent par de la gêne, de la raideur, de la douleur dans la région lombaire, du torticolis ou des *douleurs contusives à la nuque*, symptôme non encore signalé. En effet, ni les livres classiques, ni les monographies, ne font mention de cette raideur des muscles de la nuque dans les cas de graviers rénaux. Je l'ai rencontrée un grand nombre de fois. *Sans donner ce signe comme constant, je dis cependant que quand il existe, il a la signification que je signale, ce qui me fait prédire à coup sûr, l'expulsion de nouveaux graviers par tous les malades chez lesquels je le rencontre.* Dans *les uretères*, ils se trahissent par de l'hématurie ou pissement de sang ; de plus, la douleur devient plus violente, elle est souvent intolérable ; ce sont les coliques néphrétiques trop bien connues des graveleux pour que j'en donne la description. Elles durent jusqu'à ce que le gravier, ayant parcouru toute la longueur du canal qui amène l'urine des reins à la vessie, vienne tomber dans ce réservoir où il manifeste sa présence par des symptômes que nous signalerons plus tard. L'étroitesse des uretères, le volume du gravier, mais par dessus tout les aspérités qui en hérissent la surface, telles sont les causes des coliques néphrétiques.

Quelques circonstances peuvent rendre moins douloureux, ou même complètement indolore le déplacement des graviers ; c'est d'une part, leur surface lisse et polie ; d'autre part, la diminution, l'amoindrissement de la susceptibilité nerveuse de la filière urinaire, et surtout l'état de dilatation des uretères.

Nos études sur les résultats si heureux et si prompts que l'on obtient dans la cure des rétrécissements pendant l'usage des Eaux de Vittel, nous font conclure, que sous son influence, les voies urinaires acquièrent une ampleur et une perméabilité des plus remarquables. Ce fait, quelqu'en soit le mécanisme intime, trouve dans la migration presqu'indolore de graviers volumineux et couverts d'aspérités, une corrélation évidente. J'insiste sur ces phénomènes, et je les signale à l'attention des lecteurs.

Dès que le gravier est arrivé dans la vessie, la douleur cesse tout-à-coup ; en général, il ne tarde pas à être expulsé ; mais pour peu que son séjour se prolonge, il occasionne des envies fréquentes d'uriner, de la chaleur, de la douleur au col de la vessie, des épreintes. Ce phénomène tient à l'arrivée plusieurs fois répétée pendant l'émission de l'urine, de la concrétion pierreuse au niveau du col de la vessie qui se ferme brusquement, irrité par ce corps étranger ; mais si par surprise ou en présentant l'extrémité de son plus grand diamètre, le gravier parvient à s'engager dans le canal de l'urèthre, il arrive avec un flot d'urine et se trouve expulsé ; ou bien en changeant de position dans son trajet le long du canal, il s'arrête brusquement, et l'on a dû dans certains cas intervenir avec des instruments chirurgicaux pour en provoquer la complète expulsion. Ces phénomènes peuvent se réproduire chaque fois qu'un gravier nouveau est descendu dans la vessie, et il est rare qu'un graveleux rende un seul gravier, ou une seule fois du sable. Chez la femme, le séjour de graviers dans la vessie dure généralement moins de temps que chez l'homme, en raison de la largeur du canal de l'urèthre et de son extrême dilatabilité.

Des sables peuvent même, en l'absence de graviers,

donner lieu à des coliques néphrétiques. Des graviers volumineux, et non expulsés, deviennent habituellement le noyau de la pierre.

· La genèse des produits graveleux se rattache en général aux conditions suivantes : à des maladies diverses de l'appareil génito-urinaire, comme affection de la prostate, rétrécissements du canal, inflammation chronique de la vessie ; — aux modificateurs bromatologiques : usage d'une nourriture trop succulente, trop azotée, abus de l'oseille, des tomates, etc. ; — à l'influence de la température dont l'élévation occasionne des sueurs copieuses ; — à la suppression brusque de transpirations partielles, à des selles rares, au peu d'abondance de la transpiration, à la ménopause.

· L'homme y est plus sujet que la femme dont l'immunité s'étend aussi à la goutte. Elle est rare dans l'enfance, tandis qu'à cet âge la pierre est assez commune.

Selon M. Civiale, une irritation simple des reins, sans inflammation, serait une cause non équivoque de la production de la gravelle.

Des mucosités accompagnent constamment la production des sables et des graviers ; elles naissent dans les voies urinaires en même temps qu'eux et jouent dans le fait de l'agrégation moléculaire pierreuse ou graveleuse, le rôle de gangue, de ciment. Elles enlacent des grains de sable plus ou moins nombreux, les rapprochent en se condensant et les unissent en une masse plus ou moins volumineuse, le gravier se trouve alors formé. L'origine de la gravelle ainsi comprise, donne lieu à deux déductions thérapeutiques aussi légitimes l'une que l'autre :

1º Empêcher les mucosités de se condenser en les expulsant à temps ;

2º Les dissoudre et désagréger par là même le gravier ; c'est tout le secret des Eaux minérales *qui dissolvent les calculs*.

Nous trouverons plus loin l'application de ces principes.

Les produits lithiques offrant des compositions chimiques diverses, doivent tirer leur origine de causes différentes. C'est ce que démontre l'analyse étiologique des cas nombreux qui ont été soumis à notre observation.

Quelle que soit la théorie que l'on adopte sur la formation de l'*acide urique*, il paraît provenir :

1° Des éléments azotés des tissus qui se désassimilent par usure ;

2° Des aliments riches en azote, auxquels certaines conditions pathologiques ne permettent pas d'être convertis en parties constituantes du sang.

L'acide oxalique et ses composés semblent se trouver, dans les urines humaines dans des conditions physiologiques nombreuses, leur présence n'appartient réellement à la pathologie que quand ils occasionnent des désordres graves, soit dans la nutrition, soit dans les organes urinaires.

Des observations nombreuses prouvent que l'introduction de l'acide oxalique dans l'alimentation peut donner lieu à des calculs d'oxalates.

Les phosphates alcalins et terreux ont été trouvés dans les urines d'individus atteints de débilité nerveuse, soit générale, soit locale ; de dyspepsie. Ce sont les cas les plus simples qui se rattachent à cette cause, et les produits phosphatiques ne constituent réellement une maladie, dans ces cas, que par leur persistance et leur volume ;

Dans les affections plus ou moins avancées de la moëlle épinière, avec ou sans paralysie.

Chez les vieillards, les dépôts phosphatiques sont très-fréquents, dans le système circulatoire sous forme de concrétions artérielles ; dans la vessie, ils constituent des calculs.

Les indications thérapeutiques de ces trois espèces de gravelles découlent de quelques principes qu'il ne faudra jamais perdre de vue dans le traitement. J'entends parler seulement de la diathèse.

S'il s'agit d'acide urique, on surveillera, avec le plus grand soin l'intégrité des fonctions de la peau ; on ne perdra pas de vue les fonctions digestives ; on apportera un soin tout particulier dans le choix de l'alimentation. Ce précepte est d'une importance telle, que tous les autres moyens seraient inefficaces si on négligeait celui-ci ; les aliments azotés doivent être considérablement réduits, mais non complétement supprimés ; on fera de l'exercice musculaire, autant que le permettront les forces du malade et la nature de la maladie.

Après le rôle de l'hygiène vient celui de la thérapeutique.

Les *ferrugineux* tiennent, parmi les médicaments à opposer à la diathèse urique, une place très-importante. D'abondants dépôts d'urates disparaissent très-rapidement sous l'influence du fer, surtout chez les personnes débiles.

Les *alcalins*, et surtout les carbonates, crénates, etc., se placent au premier rang dans le traitement de la maladie qui nous occupe.

Dans son *Annuaire de thérapeutique pour l'année* 1842, M. le professeur Bouchardat trace les règles de l'administration des alcalins dans la diathèse urique. Il en constate d'abord la parfaite indication, et conclut que les bicarbonates alcalins doivent être administrés dans une *quantité considérable de véhicule*, sous peine de voir la nature des urines changer presqu'immédiatement, devenir alcalines au lieu de rester acides, déposer des phosphates au lieu d'acide urique. « L'eau est le meilleur lithontriptique, les grands buveurs d'eau n'ont jamais la pierre, » toute la question consiste à pouvoir en absorber assez.

L'heureuse action de certaines eaux minérales dans la cure de la gravelle doit certainement être attribuée à ce que ces eaux sont facilement supportées par l'estomac, aisément digérées, et qu'on peut en absorber chaque jour une dose considérable.

Tel est probablement le secret des eaux de Vittel et autres analogues.

Ainsi donc, dans la *gravelle urique*, l'Eau de Vittel est indiquée, quelle que soit l'idée qu'on se fasse de sa manière d'agir.

Dans la *diathèse oxalique*, les indications thérapeutiques sont les mêmes que dans la diathèse urique, parce que l'oxalurie paraît avoir la même origine physiologique que les urates, et que les produits oxaliques coexistent constamment avec des produits uriques dans le liquide urinaire.

La *phosphaturie* a une grande importance pathologique quand les dépôts phosphatiques sont persistants. Avant tout, il faut rechercher la cause de la présence des phosphates dans l'urine et s'attaquer à cette cause, sous peine de voir tout traitement rester inefficace.

S'il s'agit d'une affection non-organique de l'estomac, reconnaissable surtout à un degré plus ou moins avancé de dyspepsie; s'il y a une maladie des organes génito-urinaires, l'emploi des Eaux de Vittel produit de remarquables résultats.

Dans les affections du centre cérébro-rachidien, quand la thérapeutique ordinaire aura été déclarée impuissante, ou aura amendé la maladie, le malade trouvera encore grand profit à nos Eaux qui le soustraieront à une débilité périlleuse et le mettront à l'abri d'un calcul vésical, en expulsant, au fur et à mesure de leur formation, des concrétions calcaires qui ne feraient qu'augmenter de volume.

Les maladies des voies urinaires fournissent d'amples matières à la phosphaturie; il suffit de nommer entr'autres la cystite catarrhale chronique, les engorgements prostatiques, les rétrécissements de l'urèthre, les paralysies de la vessie.

Les avantages de l'Eau de Vittel dans ces divers cas sont tellement marqués, qu'elle revendique une des premières places parmi les moyens usités dans leur traitement.

Dans la cystite chronique catarrhale, l'urine devient *alcaline*, nos Eaux agissent dans ce cas sur le mode de sécrétion urinaire en lui faisant récupérer sa réaction acide normale, partant, en la mettant dans des conditions chimiques favorables à la dissolution et à l'entraînement des phosphates.

Elles agissent donc à la manière d'un reconstituant, en ce sens qu'elles réintègrent, dans leur normalité fonctionnelle, des organes dont le mode de sécrétion a été perverti par la maladie.

Un des meilleurs traitements de la cystite catarrhale consiste dans des injections répétées d'eau dans la vessie ; ce traitement deviendra plus efficace encore si l'eau est légèrement acidulée. Nous trouvons à Vittel cette indication formellement remplie par le courant continu qui traverse le réservoir urinaire ; joignez à cette propriété précieuse celle signalée plus haut, de rendre à l'urine son acidité normale. Vous aurez dans l'eau ainsi administrée, le *liquide le plus favorable et le plus heureusement choisi* pour mener à guérison les cystites chroniques et les catarrhes de la vessie, qui sont si fréquemment la cause de la pierre.

S'agira-t-il d'engorgements prostatiques, de rétrécissements du canal, de rétentions d'urine, nous trouvons d'abord une indication qui prime toutes les autres, celle de vider complètement la vessie, c'est l'affaire de la sonde ; mais comme dans ces cas le réservoir urinaire participe constamment à la pathologie de son voisinage, nous retombons nécessairement dans les exigences thérapeutiques de la cystite catarrhale.

J'ai déjà attiré, à plusieurs reprises, l'attention sur l'usage de l'eau concurremment avec la dilatation de l'urèthre dans les rétrécissements du canal ; mon expérience actuelle n'a fait que confirmer et augmenter le nombre des cas heureux de ma pratique, et je n'hésite pas à répéter que l'usage de l'Eau de Vittel est un adjuvant d'autant plus précieux dans la cure des coarctations uréthrales, que, tout en les facilitant, elle satisfait de plus à l'urgence d'un lavage fréquent et complet de la vessie, tout en augmentant son énergie contractile.

Les observations suivantes confirmeront amplement les vues thérapeutiques que nous venons d'exposer.

Observations de Gravelle rouge.

80e Observation.

M. B., âgé de 43 ans, et doué d'une très-forte constitution, éprouve depuis deux ou trois ans de la gêne et de la raideur dans la région lombaire. Son urine est fortement colorée, odorante et laisse déposer un sédiment rouge qui incruste les parois du vase de unit, accompagné d'une épaisseur plus ou moins grande de mucosités. Il éprouve de la chaleur dans le canal.

Peu de temps après le début de sa maladie, il ressentit en allant à la selle une douleur assez vive à la région lombaire et à la vessie, et il rendit des graviers nombreux, petits et hérissés d'aspérités.

Raideur des muscles de la nuque.

Flatulences gastro-intestinales, digestions lentes et pénibles, constipation.

Pendant la saison, il rendit des quantités assez notables de sable urique et un gravier rugueux de même nature, qui descendit et fut expulsé sans aucune douleur.

Les fonctions de l'estomac et du ventre sont parfaitement régulières.

Il n'éprouva plus depuis lors aucun accident de gravelle, de sorte que je le considère comme *guéri.*

81e Observation.

M. B., propriétaire, âgé de 65 ans, est atteint de gravelle rouge héréditaire et de coxalgie gauche avec raccourcissement du membre. Il y a une quinzaine d'années, il a commencé à éprouver de la gêne dans la région lombaire ; on crut à un lombago simple, mais l'expulsion de sable et de petits graviers ne tarda pas à éclairer sur sa véritable nature de ses maux de reins. Son père était graveleux, un de ses frères l'est aussi.

Pendant sa saison, les douleurs lombaires se sont bien améliorées ; il a rendu du sable rouge en grande abondance, mais sans douleurs, mais sans graviers.

L'hiver suivant fut assez bon ; il discontinua pendant deux ans l'usage de l'eau ; en 1861, son état s'était aggravé. Au mois de février de cette année, il a rendu sans crise néphrétique un gravier de la grosseur d'une fève moyenne ; sa présence dans la vessie occasionna une violente dysurie, il sortit enfin, mais avec une grande lenteur et en éraillant la muqueuse de l'urèthre, et occasionnant de l'hématurie.

Pendant sa saison de 1861, il eut quelques crises de dysurie, et rendit plusieurs graviers volumineux dont la démolition était commencée sur plusieurs points. Il est probable que ces phénomènes se renouvelleront encore.

82e Observation.

M. T., âgé de 58 ans, et jouissant d'une très-bonne santé habituelle, a rendu, au commencement de juin 1858, un gravier lisse, sensiblement rond, gros comme un pois, formé de couches concentriques de couleurs et de dureté variables.

Par l'analyse il a donné les réactions franches de l'acide urique.

Les besoins d'uriner sont assez fréquents, il y a des nuages muqueux dans l'urine ; toutes les autres fonctions se font parfaitement.

Avant ce gravier, M. T. n'a jamais rendu ni sables, ni autres produits lithiques.

Il n'a jamais eu d'accès de goutte.

Sa saison se passa aussi simplement que possible ; les mucosités disparurent des urines ; on n'y trouva pas de sables.

J'ai complètement perdu ce malade de vue depuis cette époque.

83e Observation.

Mlle M., âgée de 49 ans, est atteinte d'une gravelle urique doublement héréditaire. Son grand-père paternel avait la goutte, et sa grand-mère maternelle la gravelle. Son père et sa mère sont morts sans avoir rien éprouvé d'analogue ; la maladie a sauté exactement une génération, et cette femme, qui est d'une santé assez délicate et d'une constitution médiocre, eût peut-être échappé à l'hérédité sans son genre de vie casanier et privé de mouvement.

Elle arriva jusqu'à l'âge de 49 ans sans aucune manifestation graveleuse, ce n'est qu'à cette époque, et coïncidemment avec la suppression des règles qu'elle commença à rendre du sable et des graviers avec des accès néphrétiques de moyenne intensité. En même temps qu'apparaissaient des sables, les fonctions digestives se dérangèrent, il survint une constipation inévitable et une céphalalgie presque continue.

Pendant sa saison, elle rendit un gravier deux fois gros comme une lentille, et sans grande douleur ; puis du sable à plusieurs reprises et en quantité variable.

Les fonctions digestives s'améliorèrent assez rapidement, la constipation disparut pendant l'usage de l'eau à domicile.

En somme, cette femme, tombée dans un délabrement notable, récupéra un ensemble de santé assez satisfaisant.

84e Observation.

M. B., âgé de 42 ans et d'une bonne constitution, mène un genre de vie où le repos et le mouvement entrent pour une part à peu près égale. Il y a sept à huit ans qu'il remarque du sable dans ses urines. De temps en temps il lui survient de la raideur dans la région lombaire, de la pesanteur dans le bas-ventre , des picottements le long du trajet des uretères, du côté droit principalement. Il perd alors l'appétit, ses urines se foncent en couleur , deviennent nuageuses et ne tardent pas à charrier des sables.

A ces symptômes vulgaires de la gravelle, est venu s'ajouter, il y a deux ans, un *torticolis* qui ne manque jamais de se produire comme phénomène prémonitoire d'une crise, et qui disparaît quand les urines ont entraîné au dehors la gravelle accumulée dans les reins.

M. B., est mis à l'usage de l'eau minérale en boisson et en bains; chaque fois que quelque crise menace , elle est singulièrement abrégée par quelques douches sur la région lombaire.

M. B. a pris le sage parti de faire tous les ans une saison à Vittel; aujourd'hui, à part quelques crises très-supportables, il jouit d'une santé très-florissante.

85e OBSERVATION.

M. C., âgé de 52 ans, mène dans les bureaux d'une administration une vie très-sédentaire. En 1856, il éprouva pour la première fois de la gêne et de l'embarras dans la région lombaire; il se manifesta, peu de temps après, de la cuisson dans le canal de l'urèthre et une abondante émission de sables uriques et de produits muqueux urinaires. Cette première crise ne dura pas moins de sept à huit jours. En 1857, il survint des accidents de cystite aigüe avec des glaires et du pus dans les urines , et en 1858 , il ressentit quelques menaces de goutte au pied gauche. M. C. peut provoquer à volonté une crise de sable en travaillant à son bureau plus assidument que d'habitude.

Usage de l'eau en boisson, en bains et en douches sur la région lombaire.

Pendant sa saison, il a rendu, dans les huits premiers jours surtout, une grande abondance de sables et de mucosités, et une fois avec hématurie.

Les douches ont produit une détente très salutaire et un grand soulagement.

Jusqu'au mois de mai 1859, il n'a plus trouvé dans ses urines, ni glaires , ni sable et il n'a ressenti aucune douleur; mais au printemps, son appétit a diminué, sa figure a pris une teinte jaune, la raideur des lombes s'est fait sentir de nouveau, et le sable a reparu dans les urines.

Une saison d'une vingtaine de jours fit tout disparaître. Depuis cette époque, je n'en ai plus eu de nouvelles.

86ᵉ Observation.

Fils d'un père qui a été lithotomisé il y a une dizaine d'années, M. B. remarque depuis trois ou quatre ans du sable dans ses urines.

Les premiers symptômes de gravelle se sont manifestés chez M. B. par de la gêne, de la raideur à la région lombaire surtout du côté gauche, et l'émission d'un sable rouge, ténu, accompagné de glaires, de cuisson dans le canal, d'un peu de dysurie, etc.

L'usage de l'eau de la Grande Source lui fait rendre du sable en abondance, mais les mucosités finissent par disparaître.

L'affection de M. B., grâce à l'usage presque continuel de l'eau de Vittel à domicile, est à peine une incommodité.

87ᵉ Observation.

M. B., âgé de 62 ans, d'une forte constitution, a été atteint en 1854 de coliques néphrétiques très-douloureuses, à la suite desquelles il rendit plusieurs graviers volumineux.

Après une première saison, son urine fut pendant toute une année très-colorée, odorante, chargée de mucosités sans graviers ni sables.

Pendant une seconde cure, les urines s'éclaircirent, et depuis lors, il n'a plus trouvé ni sable, ni graviers dans son urine, mais de loin en loin, des mucosités rendues sans douleurs.

88ᵉ Observation.

Mᵐᵉ B., 39 ans, mariée sans enfants, constitution très-délabrée.

Au mois de novembre 1857, elle fut atteinte de coliques néphrétiques très-violentes, à la suite desquelles elle rendit plusieurs graviers. Dans les premiers jours du mois de juin 1858, les coliques se renouvelèrent, moins intenses qu'auparavant, mais toujours suivies de sable et de graviers. Le 5 août, même année, son état se résume dans la symptomatologie suivante :

Maigreur et faiblesse très-grande, point de sommeil. Appétit presque nul, quelques cuillerées de potage suffisent à son repas. Soif intense, digestions laborieuses, flatulences de l'estomac et de l'intestin. Sensation de barre autour de la poitrine aussi bien à jeun qu'après les repas. Douleurs sourdes dans les régions profondes de l'abdomen. Alternatives chaque semaine de diarrhée et de constipation, suite d'une entérite grave. Sensation de gêne, de poids, de raideur à la région lombaire. Elle dégénère en véritable douleur, quand, sous l'influence d'une cause quelconque, il s'opère dans les reins, mais surtout dans le rein gauche un travail d'élimination de quelque gravier, ou simplement de sable. Cette région est assez sensible à la pression. Il existe à la région de la vessie une douleur

constante qui rejoint celle du rein gauche, en suivant le trajet de
l'uretère de ce côté. Difficulté dans l'émission des urines. Sensation de chaleur et de picottement dans le canal de l'urèthre. Urines
neutres.

Névralgies multiples, menstruation des plus irrégulières , mais
devançant toujours à chaque période ; quelques jours après, flueurs
blanches. *Douleurs constantes à la nuque.* Abattement général,
brisement des forces, découragement. Jusqu'au 21, jour de son
départ, Mme B. a rendu tous les trois ou quatre jours , une quantité
plus ou moins considérable de sable et de graviers ; au total près de
quatre-vingts. Dans les derniers jours, cette expulsion se fait à son
insu, elle ne s'en aperçoit qu'en voyant ses urines. Le nombre des
graviers tend à diminuer, urine sensiblement acide. Elle a repris
des forces, de l'appétit, le sommeil lui procure chaque nuit cinq ou
six heures d'un repos calme et réparateur , les digestions se font
convenablement. Les reins sont plus souples , moins douloureux,
moins embarrassés , la pression y est bien moins sensible.

89e OBSERVATION.

M. G., propriétaire, âgé de 45 ans , fut pris, il y a douze ans, d'un
rhumatisme articulaire passé aujourd'hui à l'état chronique et
ayant laissé à sa suite plusieurs articulations ankylosées , et un
grand délabrement général.

Mais outre son affection articulaire, il est atteint de gravelle dont le
début remonte exactement à la même époque que son rhumatisme.
Pendant l'hiver de 1858-59, il eût une rétention d'urine qui sé dissipa
sous l'influence du camphre à l'intérieur, et d'injections de baume
de copahu. Cette rétention était probablement due à une métastase
rhumatismale.

Depuis les premiers symptômes de sa gravelle, il n'a cessé de
rendre à peu près constamment des matières glaireuses et du
sable fin.

Sa première saison fut très-irrégulière et incomplète ; elle n'eût
pas un effet curatif bien sensible, mais les effets consécutifs amendèrent considérablement sa constitution et sa seconde saison lui fut
beaucoup plus fructueuse. Aujourd'hui, il ne rend plus que quelques
grains de sable à de très-longs intervalles.

90e OBSERVATION.

M. J., Officier de l'intendance militaire, a été pris, il y a huit à dix
mois et surtout à gauche, de douleurs lombaires considérées
d'abord comme une affection rhumatismale ; mais l'apparition de
sable rouge dans les urines éclaira le diagnostic.

Tantôt sédentaire, tantôt très-actif, M. J. est empêché, par ses
fonctions même de mener un genre de vie régulier ; mais à part
cela, son hygiène est excellente.

6.

Au demeurant, cette affection est des plus simples et n'a pas encore eu le temps d'imprimer son cachet à la constitution.

Pendant sa saison, il rendit à deux ou trois reprises du sable rouge et des mucosités ; ses urines furent constamment acides même après trente-six heures. Depuis lors, je l'ai complètement perdu de vue.

91ᵉ Observation.

M. M., âgé de 55 ans. En janvier 1857, après avoir mangé des aliments trop salés, il éprouve une douleur vive dans la région du rein droit et presqu'immédiatement après de grandes difficultés d'uriner. Les urines étaient fortement colorées par du sang. Cet état persista pendant huit à dix jours. Depuis lors, il existe une douleur sourde et continue dans le flanc droit, s'irradiant du côté de la colonne vertébrale. Il y a du ténesme vésical et un fréquent besoin d'uriner. L'hématurie ne s'accompagna d'aucun produit lithique, mais deux ou trois mois après cet accident, du sable rouge fut trouvé dans l'urine avec des mucosités ; aujourd'hui, quand les douleurs augmentent, la quantité de sable augmente invariablement. Ce jeune homme est atteint de plus d'un asthme nerveux ancien.

La disparition du ténesme vésical, des besoins fréquents d'uriner et de la douleur qui se produisait au col pendant la miction, furent les premiers symptômes qui disparurent. L'hématurie ne s'est pas reproduite ; il a rendu du sable une seule fois ; la douleur du flanc droit a beaucoup diminué. Les effets consécutifs de l'eau firent encore progresser cette amélioration.

92ᵉ Observation.

M. C., employé supérieur des finances, âgé de 58 ans est atteint depuis trois ans de gravelle urique. Il est doué d'un tempéramment sanguin et d'une très-forte constitution. Son père est goutteux. Au début de sa maladie, ses urines furent très-peu abondantes, très-âcres et occasionnaient de la cuisson à leur passage dans le canal. A cette époque, les sueurs ordinairement copieuses devinrent très-rares. Il rendit très-fréquemment des glaires et quelquefois du sang dans ses urines. Il commençait à voir quelques grains de sable rouge, quand il fut pris tout à coup de rétention d'urine qui céda peu à peu, laissant à sa suite de la dysurie et un poids incommode au périnée. En mai 1857, pendant qu'il était à Paris, il rendit un gravier gros comme un pois, rugueux, hérissé. Depuis cette époque, il rend du sable plus ou moins abondant avec des mucosités.

Constipation durant quelquefois quatre à cinq jours. Pendant son séjour à Vittel, il ne rendit ni sable, ni graviers, mais son urine se débarrassa des produits muqueux qu'on y trouvait et les fonctions de l'intestin devinrent faciles et quotidiennes.

Depuis ce temps je n'en ai pas eu de nouvelles.

93ᵉ Observation.

M. G. a éprouvé quelques atteintes de gravelle il y a 12 ans pour la première fois ; au début de même que dans le cours de sa maladie, l'expulsion du sable fut complètement indolore. L'urine était nuageuse, il ressentait de la chaleur dans le canal en urinant, son appétit était capricieux, et il éprouvait un embarras abdominal constant. Il est pris de raideur à la région lombaire, les fonctions du ventre sont assez rares ; les digestions flatulentes, le sommeil mauvais. On n'a jamais dirigé de traitement contre cette affection, du reste assez simple.

Au bout d'une première saison, l'appétit et le sommeil sont excellents, la tympanite gastrique a complètement disparu ; on ne trouve plus ni glaires ni sable dans son urine. Dès cette époque je le considère comme *guéri*; l'année suivante, il revient par précaution, la guérison ne s'est pas démentie.

94ᵉ Observation.

Mᵉˡˡᵉ M., âgée de 51 ans, sans profession, d'une constitution délabrée, est grande, maigre, et atteinte de gravelle urique et biliaire. Effrayée pendant ses règles, elle eut une suppression qui, pendant neuf mois, fut remplacée périodiquement par des vomissements de sang. L'appétit est presque nul, les digestions sont lentes et laborieuses. Elle éprouve des crampes fréquentes d'estomac, des vomissements aqueux le matin à jeun, des alternatives de constipation et de diarrhée.

L'auscultation donne des résultats négatifs. Elle est tourmentée par un point douloureux qui a son siége fixe à la pointe de l'omoplate gauche, n'augmente pas par la pression mais s'exaspère sous l'influence de la toux, de l'éternuement ou des inspirations profondes. Cette névralgie fut traitée infructueusement par une foule de moyens, surtout par les vésicatoires et la morphine.

Il y a un affaiblissement général marqué, les muqueuses sont pâles. Constipation. Le début de ces phénomènes s'est accompagné d'une douleur sourde au rein gauche, et de l'expulsion de sable urique, tantôt rare, tantôt abondant, survenant par crises et enlacé dans des mucosités qui quelquefois apparaissent seules dans l'urine.

La gravelle rénale se complique de l'ithiase biliaire qui provoque des accès hépatiques dont le retour affecte la marche d'accès intermittents. On a trouvé fréquemment dans ses selles des graviers noirâtres et cette femme à chaque crise abdominale prend une teinte jaune très-reconnaissable. Il y a du reste, de la sensibilité dans la région du foie et au niveau de la vésicule.

Les antiphlogistiques ont aggravé sa maladie; les ferrugineux l'ont grandement soulagée. Au début de sa cure, la constipation se montra tellement rebelle que pendant dix à douze jours, elle n'eût que deux ou trois selles.

Il se fit ensuite de vraies débâcles de sable cholestérique ; les fonctions de l'intestin se régularisèrent et devinrent quotidiennes ; l'appétit revint, les douleurs du foie diminuèrent, mais la douleur de l'omoplate persista. En somme, l'amélioration fut considérable, et je regrette vivement que cette femme se soit abstenue de revenir l'année suivante.

95e Observation.

Mme B., 57 ans, fut atteinte il y a dix-huit mois d'un rhumatisme articulaire par suite de l'exposition à un courant d'air froid. Empâtement et douleur aux articulations des doigts et des pieds.—Marche difficile. — Dyspnée. Pas d'accidents du côté du cœur. — Raideur et douleur à la région rénale droite. — Raideur de la nuque. Elle a rendu du sable et des mucosités à plusieurs reprises. La peau et les muqueuses sont décolorées. Démangeaisons et rougeurs en plusieurs points de la surface cutanée.— Leucorrhée âcre.— Fonctions digestives en mauvais état. — Constipation. — Hypochondrie. Après sa saison, je constate que: Les produits muqueux urinaires ont disparu et que la dyspnée a sensiblement diminué. — Voilà tout le résultat de son séjour à Vittel.

96e Observation.

M. F., âgé de 31 ans, est atteint d'une gravelle rouge dont il a hérité d'un père goutteux. Sa maladie débuta par de la raideur à la région lombaire, qui fut prise pour un lombago ordinaire et ne fut traitée que par des frictions calmantes.

La présence de sables uriques dans le vase de nuit, éclaira sur la nature des douleurs lombaires.

Les sables sont de temps en temps fort abondants, et le lombago augmente en raison de la quantité de sable qui sera rendu. A l'approche de chaque crise, l'appétit se perd, la digestion devient plus longue, plus pénible, s'accompagne de tympanite gastro-intestinale, de raideur à la nuque, de chaleur dans le canal et d'un malaise général fort pénible. Ces crises se répètent trois ou quatre fois par an.

Après une première saison, suivie très-irrégulièrement, l'année suivante ne fut troublée que par deux crises, l'une à l'entrée, l'autre à la sortie de l'hiver après une deuxième saison, il n'eût plus qu'une seule crise, et ces troubles autrefois si violents ne sont plus aujourd'hui que des malaises fort supportables. M. F., a pris le parti fort utile pour sa santé de ne pas passer une seule année sans faire usage de l'eau de la Grande Source.

97ᵉ Observation.

M. R., hypochondriaque, âgé de 52 ans, mena jusque dans ces derniers temps une vie assez sédentaire, qui lui valut la gravelle depuis quatorze ans. Cette affection ne paraît pas, du reste, avoir eu une grande influence sur les autres fonctions; elle est des plus simples, n'a jamais donné lieu qu'à des menaces de coliques néphrétiques et s'accompagne, pour tout phénomène, d'une dysurie légère et de quelques nuages muqueux.

Depuis une dizaine d'années, cet homme fréquente des stations minérales appropriées à sa maladie ; et c'est probablement grâce a cette précaution que sa gravelle, au lieu d'augmenter est restée très-bénigne et dans les limites d'une simple incommodité.

98ᵉ Observation.

M. L., 55 ans, constitution forte, rend depuis deux ans des graviers de volume fort variable, tantôt lisses, tantôt hérissés et creusés de cavités.

La région lombaire est le siége d'une raideur fort ancienne, et l'émission du sable est toujours précédée de coliques intestinales gazeuses.

Les autres fonctions se font convenablement, l'appétit surtout est très-développé. Quoique M. L. rende des graviers encore assez volumineux, il n'a jamais eu de coliques néphrétiques, et ne paraît pas beaucoup souffrir de son affection.

99ᵉ Observation.

M. D., huissier, âgé de 48 ans, ne se ressent que depuis six mois d'un lombago qui fut très-douloureux pendant deux jours. Ce prétendu lombago suivit le ventre obliquement en se déplaçant, s'accompagna de rétraction violente du testicule correspondant, de ténesme vésical, d'urines sanguinolentes, de picottements au bout de la verge, et eut enfin pour conclusion le rejet d'un gravier urique lisse, du volume d'un grain de chenevis. Il ne reste, de cette première atteinte de colique néphrétique que de la gêne à la région lombaire et des nuages dans l'urine.

Pendant sa saison, il n'a rendu ni sable, ni graviers, mais les mucosités ont disparu, et la région lombaire s'est sensiblement assouplie.

Il n'a pas eu depuis de nouvelles coliques.

100ᵉ Observation.

Mᵐᵉ C., 55 ans, constitution délabrée. Sa gravelle s'accompagne de rhumatisme évidemment goutteux, puisque son père était atteint de la goutte. Elle rend sans douleur des produits uriques; mais à Bourbonne, où elle faisait usage des eaux pour son affection rhumatismale, le sable augmenta de quantité et son émission devint douloureuse. Les digestions s'accompagnent de pneumatose gastro-intestinale. Les selles sont normales.

Pendant sa saison, le sable fut rendu sans douleurs et les digestions s'améliorèrent très-notablement. Je n'en ai plus eu dé nouvelles.

101e Observation.

M. C., âgé de 51 ans, est atteint depuis fort longtemps de dyspepsie flatulente, et depuis douze ans seulement de gravelle. Cette dernière affection paraît avoir pour cause la première. Depuis moins de douze ans, il est atteint d'un lombago qui se reproduit fréquemment et s'améliore par l'expulsion de sable urique. Il éprouve dans les articulations des pieds de la raideur qu'on soupçonna, avec de grandes raison, d'origine goutteuse.

M. C., a peu d'appétit, il a une répugnance complète pour les aliments préparés à la graisse. La digestion s'accompagne de gaz gastro-intestinaux très-incommodes, dont l'expulsion soulage beaucoup le malade. Le sommeil est très-mauvais et agité, il ne dure jamais plus de deux à trois heures chaque nuit.

Les urines charrient très-souvent du sable fortement nuageux, et les débacles surviennent presque toujours après des accidents dyspeptiques plus violents ou plus prolongés.

Après une saison, on remarque une amélioration sensible, dans ce sens que l'appétit est fort bon le matin, moindre le soir et qu'il peut faire usage des aliments préparés à la graisse. sans plus d'inconvénient pour sa digestion que s'il en mangeait de préparés de toute autre manière.

102e Observation.

M. M., âgé de 52 ans, ressentit, il y a quatre mois, les premières atteintes d'une affection néphrétique caractérisée par une douleur vive dans la région du rein gauche. Une application de sangsus fait disparaître la douleur qui revient le lendemain; de nouvelles sangsues ne font plus que la diminuer, et le jour suivant on trouve dans les urines une grande quantité de sable, des glaires et un peu de sang.

Aujourd'hui on constate : du ténesme vésical, des envies assez fréquentes d'uriner, de la chaleur dans le canal pendant la miction et des mucosités dans l'urine. Nombreux furoncles. Résultat de sa saison : disparition complète des furoncles, émission indolore d'une notable quantité de sable. Persistance des mucosités.

103e Observation.

Mme M., 53 ans, constitution médiocre. Son père est mort d'une néphrite calculeuse. Cette femme est grande , maigre, très-brune. Depuis huit ou neuf mois, elle ressent au côté gauche des douleurs qui augmentent à l'approche des règles. Dans le point signalé , la région rénale est sensible à la pression, et on peut suivre la douleur descendant dans l'abdomen en suivant de ce côté l'uretère qui participe à l'irritation du rein.

Sensation de corde autour du tronc. Cette femme a rendu du sable urique en grande abondance à plusieurs reprises. L'appétit est très-variable ; elle se préoccupe vivement de son état.

Aujourd'hui , les envies d'uriner sont fréquentes ; il y a de la chaleur dans la canal ; les urines sont presque toujours épaisses et nuageuses.

Mme M., fait presque constamment usage de l'eau de la Grande Source avec des repos ménagés. Il lui est survenu plusieurs fois de vraies débâcles de sable rouge, avec détente et soulagement considérable de la région lombaire et abdominale. L'appétit est bon, les urines sont limpides et les mucosités ont beaucoup diminué ; elle se préoccupe aujourd'hui bien moins de son état ; mais cependant l'amélioration ne se maintient qu'à la condition de faire un usage presque continuel de l'eau.

104e Observation.

Mlle C., 23 ans. Cette jeune fille a éprouvé à l'âge de 10 ou 11 ans, pendant six ou sept mois consécutifs, du ténesme vésical qui disparaissait de lui-même et dont on ne s'est jamais trop préoccupé ni rendu compte. En 1858, ce même accident s'est reproduit avec accompagnement de coliques néphrétiques ; les urines ayant été examinées, on y trouva du sable rouge en très-grande quantité. Douleurs lombaires habituelles , ténesme vésical. Deux demi-saisons provoquèrent l'expulsion d'une très-grande quantité de sable urique avec soulagement très-marqué. Le ténesme a complètement disparu, la région lombaire est beaucoup plus souple.

105e Observation.

M. V., 45 ans , capitaine en retraite. M. V. faisait usage à Bourbonne des eaux chlorurées sodiques fortes, pour une atrophie de la jambe gauche, occasionnée par la perte du mollet enlevé par un boulet à Sébastopol, quand il fut pris de récrudescence de symptômes vésicaux anciens. Cet officier fut obligé , à cause de sa blessure, de rester couché pendant un an , sans discontinuer de passer une autre année encore en ne se tenant levé que deux heures par jour. A la fin de 1857, il aperçut du sable dans ses urines pour la première fois, et pendant son séjour à Bourbonne, l'excitation produite par les eaux de cette localité provoque la fièvre thermale, lui occasionne des maux de reins et augmente le sable et les mucosités urinaires en même temps qu'il perd l'appétit et le sommeil. Il ne reste à Vittel que dix jours, mais ce peu de temps suffit pour faire disparaître les symptômes dus à l'excitation thermale, et améliorer ceux qui concernent la gravelle.

106e Observation.

Mme J. 24 ans. Cette femme, qui était chlorotique avant son mariage paraît aujourd'hui complètement guéri de sa chlorose; mais depuis, elle est atteinte de gravelle et d'accidents hystériques. Son appétit est très-capricieux ; elle éprouve un dégoût complet pour la viande ; une grande soif, des sueurs profuses, ses urines sont en quantité normale et ne renferment pas de sucre. Sensation constante de chaleur intérieure et extérieure. Menstruation irrégulière. — Leucorrhée. — Tiraillements d'estomac. Depuis trois ans elle souffre de la région lombaire, et rend du sable rouge avec quelques coliques néphrétiques. Elle a eu tout récemment trois accès hystériformes en dix jours.

Pendant sa saison, elle est prise, pendant trois bains consécutifs malgré les variatians apportées dans la température de l'eau, d'accès hystériformes qui me forcent à renoncer à l'eau employée à l'extérieur. Elle refusa de se soumettre à quelques pratiques d'hydrothérapie que je lui proposai. Le résultat de sa saison fut nul.

107e Observation.

M. L., 52 ans. Pas de soupçons d'hérédité. Dans l'espace de dix-huit mois, il a été pris quatre fois de coliques néphrétiques à la suite desquelles il rendit chaque fois du sable et des graviers anguleux. A son arrivée ici, il a le côté gauche endolori ; quand il fait des efforts pour uriner, il éprouve des picottements au niveau de l'anus et du col vésical. La miction développe de la chaleur tout le long du canal. Urines nuageuses. Toutes les autres fonctions se font bien.

Sa saison fit disparaître les picottements du canal, assouplit la région lombaire et éclaircit complètement l'urine.

108e Observation.

Melle L., religieuse, âgée de 38 ans, éprouve depuis longtemps des douleurs dans les reins et l'abdomen, qui ont affaibli sa constitution et produit de l'anémie ; ce n'est qu'il y a peu de temps qu'on s'est aperçu que ces douleurs ont la gravelle pour cause. La région lombaire est raide et douloureuse ; la malade trouve souvent du sable dans ses urines, et elle a rendu de nombreux graviers. L'appétit et la digestion sont mauvais; la peau est pâle, les muqueuses décolorées, grand abattement général. — Dysurie. — Constipation.

Résultat : La constipation a fait place à une selle régulière tous les deux ou trois jours. Cette malade commence à reprendre un peu d'énergie et des couleurs; l'appétit est assez bon; la région lombaire moins raide et moins douloureuse. Elle rechûta pendant l'hiver, ce que j'attribuai à des travaux au-dessus de ses forces; cependant son affection graveleuse n'empira pas, mais elle perdit l'appétit et là constipation se reproduisit.

La saison qui suivit cette rechûte la remit en peu de jours dans l'état où elle était en quittant Vittel la première fois.

109e Observation.

Mlle L., 54 ans, douée d'une bonne constitution, d'un genre de vie régulier mais sédentaire, fut prise pendant le mois de juillet 1859 de trois crises violentes de coliques néphrétiques et les trois fois elle rendit des graviers d'acide urique bien constatés. Depuis cette époque, elle a perdu l'appétit et ses digestions se font péniblement. Dans la région rénale gauche, elle éprouve un embarras qui se prolonge jusqu'à la nuque, le flanc gauche est sensible à la pression, les urines sont chargées, nuageuses, il y a de la chaleur dans le canal pendant la miction; de la constipation. Le sommeil est assez mauvais et elle est tourmentée par une névralgie tenace du cuir chevelu.

Sa saison lui procura une amélioration très-notable, les fonctions de l'estomac et du ventre sont revenues à leur état normal, les régions lombaire et abdominales sont plus souples; les urines sont claires et n'occasionnent plus de chaleur dans le canal. La névralgie du cuir chevelu persiste.

110e Observation.

M. P., 58 ans. Constitution très-forte. Depuis six mois à peu près, M. P. remarque du sable dans ses urines, est tourmenté d'envies fréquentes d'uriner, et de chaleur au col de la vessie. Il n'a jamais eu d'accès de goutte et sa gravelle ne paraît pas héréditaire. Il y a quelques nuages et quelques grains de sable dans ses urines. Sa maladie est des plus simples.

Sa saison a pour résultat de faire disparaître des urines les produits muqueux qui y existaient à son arrivée à Vittel, et de le guérir complètement de la chaleur qu'il éprouvait au col de la vessie.

Observations de Gravelle phosphatique.

111e Observation.

Mme F., 50 ans, constitution délabrée. Depuis cinq ans, cette femme, dont les conditions hygiéniques sont déplorables, éprouve de la difficulté dans l'émission des urines pendant le jour , mais pendant la nuit , elle n'urine que quelques gouttes et souvent. Le fond de son vase est incrusté d'une couche de plâtre que l'analyse fait reconnaître pour du phosphate de chaux et de magnésie. Elle éprouve des douleurs lombaires fréquentes, une céphalalgie habituelle , des douleurs vagues dans l'abdomen.

Son caractère est faible, susceptible d'une grande dépression. Il y a de l'œdème aux membres inférieurs et du liquide dans le péritoine sans albuminurie ni maladie du cœur.

Mal nourrie , mal logée , en proie à des préoccupations constantes et à des chagrins profonds , elle me paraît être dans les conditions les plus défavorables au rétablissement de sa santé.

Au bout d'une huitaine de jours de saison , elle commença à rendre en abondonce des phosphates dont se débarrassaient ses reins et sa vessie ; mais effrayée par des commères qui lui firent entendre que c'étaient ses os qu'elle rendaît par l'urine , elle s'en retourna chéz elle et je n'ai plus eu de ses nouvelles.

Je regrette que cette femme ait pris aussi brusquement et sans me prévenir une si prompte détermination; sa maladie prenait une tournure heureuse et je ne doute pas qu'avec de la persistance, elle n'eût obtenu un excellent résultat.

112ᵉ OBSERVATION.

Mˡˡᵉ A. F., 31 ans. De même que la précédente, cette fille se trouvait dans les conditions hygiéniques les plus défavorables. Depuis plus d'un an , sa mère est atteinte de friabilité des os ; elle paraît avoir été rachitique dans sa jeunesse. Notre malade éprouva, à l'âge de vingt ans, une rétention d'urine et des douleurs lombaires. La menstruation fut toujours à peu près normale.

A son arrivée ici , elle est dans un état de faiblesse extrême; ses jambes ont grand'peine à la porter ; elle marche ployée en deux et arrive tous les matins à la source avec les plus grandes difficultés ; elle est minée par une fièvre presque continuelle , et de temps en temps elle ressent des coliques disséminées dans tout l'abdomen. L'appétit est à peu près nul ; et le peu d'aliments qu'elle confie à son estomac la ballonnent, lui occasionnent un très-grand malaise avec envies de vomir, et souvent des vomissements. Le creux épigastrique est sensible à la pression ; la vessie se remplit et n'est plus capable d'expulser le liquide qui sort par regorgement, et cause en passant , des douleurs brûlantes ; la sonde évacue l'urine pendant cinq ou six jours de suite; une fois cette exaspération calmée, la vessie reprend ses fonctions , mais l'urine est toujours rare , et elle laisse déposer dans le fond du vase un sédiment grisâtre , pâteux , qni donne sous le doigt la sensation de craie délayée. Les urines sont fortement alcalines, troublées par du mucus et l'analyse décèle du phosphate de chaux en abondance. Une première saison améliore considérablement son état et on remarque que l'acide urique tend à se substituer au phosphate dans ses urines.

La sonde n'a jamais fait découvrir de corps étranger dans la vessie. Au mois de septembre, elle s'était redressée, marchait très-bien, était gaie, digérait parfaitement, ne souffrait plus.

Mais rentrée chez elle, et une vingtaine de jours après la cessation de l'eau, elle fut reprise de douleurs lombaires et néphrétiques, mais bien moins violentes qu'auparavant. L'urine redevint épaisse et rouge; elle fait usage d'eau transportée, et en éprouve un très-grand soulagement. L'hiver fut assez péniblement traversé.

Au mois de mai, les douleurs lombaires se sont réveillées, accompagnées de rétention d'urine; elle ne rendit pas de graviers. Le sang menstruel est décoloré, les muqueuses sont pâles, et la surface de la peau dénote une anémie profonde. Douleur au creux épigastrique augmentant par la pression; l'appétit est moindre depuis quelques jours; il y a en un mot des symptômes de gastricité. L'urine est moins abondante, plus rouge que ces jours derniers, sans graviers cependant; raideur et gêne dans la région lombaire, raideur dans les muscles du cou, ventre embarrassé sans diarrhée ni constipation. Elle boit de l'eau de la Grande Source depuis douze jours, elle n'a pas dépassé quatre verres en raison de l'embarras de l'estomac. Elle est, du reste, assez sujette à ces embarras gastriques.

Elle suspend sa saison pendant quelque temps; un vomitif débarrasse l'estomac, et permet à cette jeune fille de continuer son traitement. De temps en temps elle rend des sables uriques, mais sans douleurs lombaires; son état général s'est complètement transformé, l'amélioration progresse, et l'on est en droit d'attendre une réhabilitation à peu près complète des actes fonctionnels les plus importants.

L'amélioration n'a fait que progesser depuis lors, et aujourd'hui elle est à peu près guérie.

Cette observation est un exemple frappant de la transformation d'une gravelle blanche, la pire de toutes, en gravelle urique. L'amélioration n'a été sensible et durable qu'à la condition de cet échange et de la persistance de l'acidité de l'urine.

113e Observation.

M. Q., âgé de 60 ans, nous vint au mois de juillet avec une gravelle phosphatique ancienne et une constitution fort délabrée.

D'après ce qui résulte d'une note d'un médecin qui a donné ses soins à ce malade, il paraît atteint depuis plus de 15 ans, d'une néphrite calculeuse, souvent combattue par les diurétiques et les eaux de Contrexéville transportées. Les principaux symptômes qu'il a éprouvés il y a quelques semaines, et qu'il éprouve encore, sont les suivants: coliques, douleurs partant des reins pour venir aboutir à la vessie, difficulté continuelle d'uriner, émission de graviers assez gros, tantôt rouges, tantôt blancs-grisâtres. La sonde n'a pas fait découvrir de gravier le long du canal, ni de pierre dans la vessie. Ténesme vésical, urines abondantes, souvent glaireuses ; quelquefois des élancements dans la région vésicale. Il y a 5 ans, il a uriné du sang presque pur, ce qui ne s'est pas renouvelé depuis. Lombago à peu près constant ; depuis quelque temps , il ne paraît pas rendre autre chose que de la gravelle blanche. Peu d'appétit , digestions s'accompagnant constamment de constrictions, de douleurs, même sous les fausses côtes gauches. Très-peu de sommeil, il est fréquemment interrompu par des envies d'uriner qui se renouvellent souvent jusqu'à vingt fois par nuit. L'état général est des plus précaires ; figure bouffie, blafarde, jaunâtres. infiltration des jambes, des bras et du bas ventre, difficulté à monter des côtes ou un escalier, en raison de palpitations et d'étouffements. Bruit de souffle doux au premier temps, se propageant jusqu'à la crosse de l'aorte et perceptible aux carotides. Battements du cœur un peu sourds.

La sonde introduite dans la vessie , cause de grandes douleurs à la partie moyenne du canal , en un seul point , où je ne trouve pas cependant de corps étranger. Il a fait usage de bi-carbonate de soude sans résultat.

La saison fut traversée par des crises de dépuration rénale avec symptômes généraux ; mais, au demeurant, il obtint de l'usage de l'eau un résultat fort satisfaisant.

Les fonctions de l'estomac s'exécutent bien ; le sommeil est moins souvent interrompu par les besoins d'uriner. L'œdème des membres, la bouffissure de la face ont disparu , les muqueuses se sont très-sensiblement colorées.

Chez cet homme , la phosphaturie ne s'est pas transformée en gravelle urique, du moins pendant son séjour à l'établissement.

§ II.

L'effet thérapeutique des Eaux minérales, analogues à celles de Vittel, qui remplissent si complétement les indications de la cure de la gravelle, se manifeste sur chaque fonction en particulier et provoque comme résultat la réhabilitation fonctionnelle générale.

Sous leur influence, la séparation de l'acide urique, c'est-à-dire le rejet des matériaux usés, s'exécute avec une énergie inusitée ; dans les cas de gravelle phosphatique, les produits lithiques accumulés dans les reins ou déposés dans le fond de la vessie sont balayés et entraînés au dehors. En même temps que ce rejet s'opère, il se passe dans l'économie et dans les reins deux phénomènes que je me contente de rappeler :

1° L'urine récupérant sa réaction acide devient apte à dissoudre et entraîner les produits phosphatiques.

2° Les sécrétions pathologiques rénales et vésicales tendent à se tarir ; les phosphates diminuent, puis disparaissent en cédant la place à des produits uriques infiniment moins rebelles à la guérison.

En général, les concrétions calcaires subissent pendant la saison des modifications notables, en ce sens qu'elles sont rendues et qu'elles arrivent au-dehors presque toujours dans un état de démolition plus ou moins avancé.

Ce n'est pas ce que l'on doit entendre par dissolution, car il n'existe pas à notre connaissance, d'Eaux minérales capables de dissoudre des calculs ; c'est de la *désagrégation* qui, en résumé, aboutit au même résultat que la dissolution.

Cette *désagrégation* qui a pour résultat la fragmentation d'un gravier, consiste, ainsi que je l'ai déjà dit, dans la dissociation des éléments uriques ou phosphatiques, que le mucus durci et compact tenait agglutinés ; la trame se dissout ; les sables manquant alors de leur lien naturel sont entraînés par l'urine en même temps que d'abondantes mucosités.

Cette interprétation doit s'appliquer aussi bien aux sables qu'aux graviers ; car dans les deux cas, l'élément catarrhal est d'une importance et d'une constance telles qu'on doit le considérer plutôt comme un symptôme que comme une complication de la gravelle. Aussi, est-on en droit de porter un pronostic heureux sur la marche de la cure quand les glaires diminuent dans les urines. C'est en faisant disparaître le catarrhe, en amenant une crise vers les organes urinaires que l'eau de Vittel achemine le graveleux vers une guérison qui marche parallèlement avec l'expulsion abondante de sables, le retour de l'urine à son degré normal d'acidité en même temps que les fonctions générales s'améliorent et se régularisent. Quelquefois la dépuration est si vive et si énergique, l'abondance des sédiments est telle, que la crise ressemble, aux douleurs néphrétiques près, à celles que la nature suscite de temps en temps. Dans certains cas, les graviers sont tellement adhérents qu'il ne faut pas moins de trois à quatre saisons pour les expulser, témoin le fait suivant :

114e Observation.

M. J., est âgé de 47 à 48 ans. Depuis longtemps il rend de la gravelle rouge, et il a hérité de son père d'une affection goutteuse qui s'est déjà manifestée par quatre ou cinq accès.

Outre des douleurs arthritiques, il éprouve depuis dix-huit mois à peu près une raideur très-incommode à la région lombaire, s'accompagnant surtout pendant les temps humides dans la région rénale gauche d'élancements qu'il compare à des coups d'épingles. Ce phénomène est très-passager. Au bout de la seconde année de traitement, par les eaux minérales, il éprouve une véritable crise néphrétique qui se termine par une abondante hématurie, puis tout se calme.

Un an après, mêmes phénomènes sans plus de résultat décisif. Le diagnostic commençait à devenir fort douteux et dans une consultation qui eût lieu à cette époque, l'idée d'une affection organique du rein ne parut pas improbable.

Le malade fut de nouveau envoyé aux eaux.

Remarquons qu'en dehors de ses accès, il n'éprouvait autre chose que de la dysurie, et ses urines étaient nuageuses.

Enfin, pendant l'hiver dernier, une crise des plus violentes, des plus douloureuses, des plus longues, car elle dura cinq jours, amena dans la vessie un gravier qui passa par le canal sans grande difficulté.

Lorsqu'il sera question de la *goutte*, nous aurons à revenir sur l'étiologie, l'évolution et le traitement de la gravelle. Nous verrons alors quelles relations intimes existent entre ces deux maladies, si intimes en effet qu'on en est venu à les considérer comme des manifestations de la même diathèse.

§ III. — Calculs vésicaux.

Il résulte des considérations précédentes que les graviers contenus dans les reins ou la vessie, et la vessie elle-même, subissent des modifications qu'il n'est pas sans intérêt de rappeler à propos des calculs vésicaux.

1º Les produits muqueux libres provenant de la même origine que les graviers ou déterminés par la présence d'un corps étranger dans la vessie venant à diminuer et même à se tarir sous l'influence de moyens appropriés comme des Eaux minérales spéciales, les produits lithiques renfermés dans le réservoir urinaire, deviendront par ce fait plus agressifs pour les parois de l'organe privé d'une protection fort efficace constituée par les mucosités.

2o La démolition que les graviers subissent, leur imprime des caractères particuliers. Ils diminuent de volume, d'une manière assez sensible ; leur surface naturellement lisse se creuse de vacuoles qui laissent saillir des pointes plus ou moins aiguës. C'est à la présence de ces pointes que sont dues les hémorrhagies qui surviennent dans le cours d'une colique néphrétique, à mesure que le gravier descend, éraillant, pour se frayer un passage, la muqueuse des bassinets et des uretères ; heurtant, dans les mouvements du bassin, les parois de la vessie dans l'affection calculeuse, irritant l'organe et donnant lieu à tous les phénomènes de la pierre.

3o L'activité fonctionnelle générale augmente ; celle de la vessie plus que tous les autres organes ; ses contractions deviennent énergiques ; ses parois, se contractant avec force, s'appliquent rudement sur le corps étranger qu'elle renferme ; les douleurs augmentent, les parois vésicales sont blessées, l'hémorrhagie s'ensuit, l'inflammation peut ne guère tarder. Ce mode d'action de nos Eaux minérales peut devenir un excellent moyen de diagnostic, dans les cas où des accidents de dysurie appellent l'attention sur les fonctions vésicales, sans que l'on puisse, par suite des craintes du malade ou pour tout autre empêchement, pratiquer le cathétérisme.

Je possède quelques faits qui me permettent d'insister sur les propriétés *révélatrices* de nos Eaux dans les cas dont il s'agit.

La 118e observation en est un très-bel exemple.

Aussi, chaque fois que dans le cours d'une affection vésicale, il survient pendant la saison quelqu'exacerbation dans les symptômes, ou qu'il apparaît quelques gouttes de sang dans les urines, j'insiste pour une exploration directe, et plusieurs fois déjà, mes soupçons ont été confirmés par la découverte d'un corps étranger dans la vessie.

Un calcul extrait de la vessie ne met pas, par le fait même de l'opération, le malade à l'abri d'une récidive ; la cause persiste, et si on ne détruit l'origine du mal, il est probable qu'il se reproduira.

C'est encore dans ces cas que l'usage de nos Eaux est des plus salutaires.

Nous avons fait remarquer qu'un gravier descendu des reins dans la vessie devient souvent le noyau d'une pierre ; il importe donc que ce rudiment ne séjourne pas longtemps dans le réservoir urinaire, il importerait même davantage qu'il ne s'en formât plus dans les reins, c'est-à-dire que rien n'est plus urgent après l'opération de la pierre, que de se mettre à l'abri d'une récidive.

Donc, l'usage des Eaux diurétiques, doit être recommandé aux calculeux *après l'opération*, et elles auront pour avantage, de combattre efficacement une récidive ; de débarrasser la vessie du catarrhe et de l'irritation qui persistent souvent à la suite de l'opération ; de combattre et guérir la dyspepsie et la débilité qui accompagnent des affections de ce genre.

On pourra encore en faire usage dans les cas obscurs de calcul vésical, quand on ne peut pratiquer l'exploration directe ; mais on s'en abstiendra dans les cas de calcul confirmé.

115e Observation.

M. A., Officier Supérieur en retraite, a été opéré par la lithotritie d'un calcul vésical en 1849. D'après les conseils de son médecin, il a fait usage des eaux de Contrexéville jusqu'à ces dernières années, il est venu ensuite à Vittel, et il ne paraît pas aujourd'hui menacé d'une récidive.

116e Observation.

M. N., propriétaire dans le Midi, opéré l'année dernière à Bordeaux, d'un calcul extrêmement dur et très-volumineux, ne put être débarrassé complètement des fragments, en raison de la fatigue éprouvée pendant l'opération. Il fut mis à l'usage de l'eau de Vittel transportée, et vint continuer sa cure à la source, l'année dernière. Il rendit des fragments de calcul plus ou moins volumineux, et à son départ, il ne restait plus rien dans le réservoir urinaire.

Nous lui avons conseillé encore quelques pèlerinages de reconnaissance à notre Grande-Source.

117ᵉ Observation.

Un cultivateur des environs de Vittel, atteint il y a quelques années de symptômes graves du côté de la vessie, fut sondé et reconnu porteur d'un calcul enchatonné. Le praticien qui le vit ne tenta aucune opération; sa constitution lui parut trop délabrée.

Dans le but d'apporter quelqu'amélioration dans son état, on lui prescrivit l'usage de l'eau de Vittel. Au vingtième jour, il s'affaissa tout à coup sur lui-même, avec la sensation d'un poids énorme dans le bassin. Une nouvelle exploration fit reconnaître que le calcul s'était détaché; le volume de la pierre, sa densité, firent rejeter l'opération par le broiement; il fut incisé avec succès complet. Son calcul que j'ai en ma possession est un des plus beaux échantillons de calculs muraux. Il pèse 52 grammes 25. Il fait un usage presque continuel d'eau minérale. Depuis lors, la santé de cet homme a été parfaite.

118ᶜ Observation.

M. M., vieillard de 78 ans, a éprouvé il y a douze à quinze ans des douleurs rhumatismales, qui se sont jetées au genou droit depuis 1854. Ces douleurs ne me paraissent être autre chose que la goutte, en raison de leur allure vagabonde. En effet, elles envahirent la poitrine et les intestins.

Il rapporte au mois de juin 1859 seulement, les premiers symptômes de son affection de vessie, mais je crois qu'elle existait longtemps auparavant.

Il n'a jamais trouvé ni sable ni gravier dans son urine, mais il a rendu du sang à plusieurs reprises. Cette hématurie s'accompagnait de douleurs à la région rénale gauche.

Aujourd'hui, il éprouve de fréquents besoins d'uriner; l'émission de l'urine s'accompagne de douleurs qui augmentent progressivement pendant la journée; les urines sont difficilement retenues surtout après le repas. Pendant la nuit, elles sont moins fréquentes, plus abondantes et presque indolores. Il existe pendant la miction dans toute la longueur de la partie spongieuse du canal, et jusqu'au gland une douleur qui diminue par la pression au lieu d'augmenter. Le jet est rond et assez vigoureux, quelquefois il s'arrête brusquement pour recommencer ensuite, puis s'arrête de nouveau.

Tous ces signes me portent à soupçonner un corps étranger dans la vessie, mais un nouveau symptôme ne tarde pas à venir confirmer mes soupçons.

Par l'usage de l'eau, la dysurie et le ténesme augmentent, et je trouve au fond du vase de nuit, un petit caillot fibrineux provenant manifestement d'une hémorrhagie légère. Il survient de la fatigue au périnée, puis du sang avec l'urine ; la journée est bien plus mauvaise et plus fatiguée que la nuit ; il est obligé de se coucher pendant le jour ; en un mot, la maladie s'aggrave.

Je finis par vaincre les répugnances du malade à l'endroit de la sonde ; par le cathétérisme, qui se fait sans grande difficulté, je découvre plusieurs calculs dans la vessie.

Ce malade fut opéré à Paris avec succès par le broiement ; il revint faire usage de l'eau, et rien jusqu'ici ne permet de soupçonner une récidive.

CHAPITRE XIII.

MALADIES GOUTTEUSES.

§ I. — GOUTTE NORMALE.

> Quel mortel sur la terre
> ne reconnaît en moi
> la reine invincible des
> douleurs ?
>
> *Tragodopodagra.*

« Celui qui voudrait entreprendre un travail complet » sur la goutte aurait fort à faire, » dit M. le professeur Trousseau. Mes forces ni la nature de mon livre ne me permettent d'affronter un pareil labeur ; mon intention est d'exposer tout simplement et brièvement les recherches qui ont été tentées sur cette matière, et envisager la goutte au point de vue de son traitement par les eaux minérales.

L'attention générale se trouve, de nos jours, vivement excitée sur ce sujet, et sans compter les leçons cliniques publiées dans des livres ou par la presse médicale périodique, il y a longtemps qu'il n'a paru dans la littérature médicale des œuvres aussi sérieuses qu'aujourd'hui.

Signalons entr'autres le travail du Docteur Braün, de Wiesbaden, qui publie actuellement sur cette maladie, sous le titre modeste de : *Matériaux pour servir à une monographie sur la goutte*, un livre fort savant qui ne m'a pas été inutile.

Dès qu'on se met à étudier la goutte, on se trouve immédiatement contraint de faire, dans l'évolution de cette maladie, une distinction entre l'accès et la diathèse.

Tout ce qui a trait à la partie descriptive a été écrit par Sydenham d'une manière si exacte et si complète, qu'on n'a pu depuis lors que citer ses propres expressions. Cette justice lui est rendue par Broussais lui-même, qui juge en même temps sa thérapeutique avec beaucoup de sévérité.

On s'est servi d'expressions nombreuses pour dénommer la maladie qui nous occupe; nous conserverons le vieux mot GOUTTE, mais sans y attacher, comme les humoristes, l'idée du dépôt d'une goutte d'humeur âcre sur les jointures ni ailleurs.

La goutte, appelée jadis : *Dominus morborum*, parce qu'elle est la plus douloureuse de toutes les maladies, peut se présenter sous des aspects divers et revêtir la forme *aigüe*, la forme *chronique*, être *normale* ou *irrégulière*.

Goutte aigüe. — Jamais la goutte ne débute brusquement; l'accès est toujours précédé de phénomènes prémonitoires. Graves n'admet l'existence de ces prodrômes que dans la goutte acquise et jamais dans la goutte héréditaire; il fait même de cette différence un signe distinctif entre ces deux origines de la goutte, et il complète leurs signes différentiels par le suivant : Dans la goutte héréditaire, l'urine est claire et abondante au début de l'accès, elle ne devient épaisse qu'à la fin.

Dans la goutte acquise, on peut faire la remarque inverse; elle est rare, épaisse, chargée au début, mais s'éclaircit à la fin de l'accès.

L'apparition des signes avant-coureurs propres à la goutte la distingue du rhumatisme qui débute au contraire brusquement.

Comme signes des plus fréquents, nous noterons tantôt une dépression, tantôt une surexcitation du système nerveux; ici, de la langueur, là, une activité inusitée des fonctions; chez certains individus, de la dyspepsie, de la paresse de corps, de la morosité d'esprit, des grincements de dents, de l'insomnie, de la constipation, des urines rares et chargées, de l'engourdissement dans les membres; chez d'autres, un bien-être et une gaîté inusités, un appétit excellent, une digestion active et complète, des selles faciles, des urines claires, abondantes, etc.

En un mot, un changement soudain dans l'état de santé, soit en bien, soit en mal, doit mettre en garde contre l'explosion d'un accès.

Ainsi qu'on le voit, rien n'est variable comme les phénomènes précurseurs d'un accès goutteux. Ils peuvent même disparaître sans que l'accès se déclare; mais aussi, ils ne sont que trop souvent suivis de l'attaque.

Entre minuit et trois heures du matin, survient une douleur atroce sur le gros orteil, dans le calcanéum, le mollet, le talon; c'est la douleur de l'entorse, du plomb fondu qu'on verse dans la moëlle des os, des chiens qui dévorent le membre.

« Mettez l'articulation dans un étau et faites serrer la » vis jusqu'à ce que vous ne puissiez plus supporter la » pression plus longtemps, et vous aurez la douleur rhu- » matismale; mais alors faites encore faire un tour de » vis et vous aurez une idée de la douleur d'un accès de » goutte. » *(Walson.)*

Il n'est pas d'expressions ni d'images qui n'aient été employées par les goutteux pour dépeindre leur supplice.

A ce moment, la partie douloureuse n'offre à constater que de la turgescence dans le réseau veineux superficiel, ce n'est que vingt-cinq à vingt-six heures après que l'orteil se tuméfie, devient rouge, chaud et lisse comme une pelure d'oignon. La fièvre se développe avec tout son cortége de symptômes physiologiques; les urines deviennent rares, cuisantes et laissent déposer des sédiments uriques. L'œdème s'empare du pied et monte jusqu'aux malléoles; le moindre attouchement arrache des cris au patient; vers le matin, il survient de la rémission, puis du calme qui permet le sommeil; la nuit suivante, à la même heure, nouvelle scène identique à la première, pouvant du reste se renouveler encore plus ou moins de fois.

Plus les accès nocturnes sont nombreux, plus la partie atteinte reste faible et met de temps à reprendre ses fonctions ; ce n'est guère en général que vingt à trente jours après le début de l'attaque que le goutteux peut se servir de son pied malade avec quelque succès.

N'avoir qu'une seule attaque de goutte, il faut pour cela être privilégié et servi par un concours exceptionnel de circonstances ; le plus souvent les accès reviennent et même à des intervalles réguliers ; la fin de l'hiver et le printemps sont deux saisons fatales aux goutteux. C'est l'articulation métatarso-phalangienne du gros orteil qui est le siége de prédilection de la goutte, ce qui lui a valu son ancien nom de *Podagra*, et elle paraît affectionner le côté gauche plus que le côté droit.

L'inflammation goutteuse ne se termine jamais par suppuration, ce qui constitue bien plus que l'œdême et la desquamation, un caractère distinctif entre la goutte et le rhumatisme.

Le caractère du malade change, il devient maussade, impatient, ce qui a fait dire à Sydenham, qu'un accès de goutte pourrait tout aussi bien s'appeler un accès de colère.

Les organes de sécrétion sont inactifs pendant toute la durée de l'accès, ils ne reprennent leurs fonctions que pendant sa décroissance.

Le foie se tuméfie et devient douloureux ; cette congestion périodique ne se dissipe que quand survient la rémission et que la bile se remet à couler.

Les urines subissent des variations importantes en raison des sympathies étroites qui existent entre la goutte et les reins. Jusqu'à ce que l'accès ait atteint son summum, les urines sont rares ; quand la fièvre est tombée, elles deviennent plus copieuses ; son poids spécifique augmente et elle laisse déposer un sédiment rouge brique plus ou moins abondant, dont la quantité paraît être en rapport avec la violence de la fièvre et suivre les oscillations du quantum de l'urine. Ainsi, d'après les recherches de MM. Becquerel et Garrod, la quantité d'acide urique serait inférieure à la normale jusqu'au summum de l'accès, mais l'atteindrait et la dépasserait même souvent vers la fin. Cette forme de la goutte qu'on appelle *normale*, *légitime*, *régulière*, *sthénique*, peut subir dans son évolution des modifications nombreuses, susceptibles même de masquer tellement la nature réelle de la goutte, qu'on éprouve les plus grandes difficultés à la reconnaître.

Toutes les anomalies que peuvent présenter les symptômes goutteux sont, suivant la remarque de Gairdner, l'indice d'un ébranlement profond dans la constitution.

Plus une attaque de goutte s'éloigne de l'accès type que nous venons de décrire, plus l'économie est envahie profondément. « Tant que la constitution reste vigoureuse, » la maladie conserve sa force normale; mais si elle s'af- » faiblit ou est naturellement faible, l'attaque devient » irrégulière, et d'après le plus ou moins de faiblesse, on » observe deux degrés différents. Dans le premier degré, » les symptômes caractéristiques se montrent encore, » mais ils sont moins prononcés, la réaction locale et gé- » nérale est moins forte, ou même manque complétement; » la marche est lente, les produits pathologiques se ré- » sorbent d'une manière incomplète, et l'économie en » général ne revient plus à son premier degré de force.

» Dans le second degré, les symptômes pathognomo- » niques font presque défaut, ils sont plus ou moins effa- » cés par des symptômes accidentels, il n'y a de réac- » tion ni générale ni locale, le siége de la maladie varie, » sa marche est irrégulière et l'économie se détériore » visiblement.

» Le premier degré caractérise une attaque de *goutte* » *chronique*, le second, la *goutte atonique*. » (*Braün.*)

Goutte chronique. — La goutte peut revêtir d'emblée les caractères de la chronicité, ou ne passer à cet état qu'après avoir été aigüe, ce qui est le cas le plus ordinaire.

Ses accès se différencient de l'état aigü par une plus grande fréquence et un moindre intervalle, par une marche moins aigüe, moins rapide, par la résorption incomplète des produits d'exsudation et la lenteur avec laquelle la constitution se remet de la secousse. Les dérangements gastriques sont plus constants, l'attaque éclate à toutes les heures du jour ou de la nuit, sous l'influence des causes les plus insignifiantes ; la douleur est moins vive, il y a de l'œdême plutôt que de l'inflammation ; ce n'est plus aussi souvent le gros doigt de pied qui est atteint ; plusieurs articulations sont prises successivement ; les produits calcaires les envahissent, les déforment peu à peu et les rendent inhabiles à exécuter leurs fonctions. Les concrétions goutteuses, les *tophus* sont plus ou moins volumineux, ils se déposent autour des cartilages des articulations, dans les ligaments, les tendons et leurs gaînes ; ils sont formés de produits uriques, surtout d'urate de soude. Ils peuvent disparaître par élimination en masse, ou provoquer des inflammations phlegmoneuses et être entraînés par la suppuration. Les pieds et les mains ne sont pas les seules organes que les tophus envahissent d'habitude ; M. Charcot a signalé leur présence sur le cartilage des oreilles ; on en trouve aussi quelquefois dans les organes internes.

L'urine de la goutte chronique diffère radicalement de celle de la goutte aigüe. Elle renferme à peine de l'acide urique, mais souvent de l'albumine et du sucre.

En résumé, la goutte chronique est à craindre quand les symptômes gastriques prédominent, quand les attaques se rapprochent et deviennent irrégulières. — Par une transition insensible, la goutte chronique se transforme en goutte atonique.

Goutte atonique, irrégulière, rentrée, mal placée, etc. — Beaucoup de circonstances peuvent en favoriser le développement, « mais aucune n'y a tant de part que l'abus de certains médicaments, les alcalins, les purgatifs et les traitements débilitants, un régime trop sévère, des émissions sanguines exagérées. » *(Braün.)*

Maladie extrêmement variable, il n'est pas de masque sous lequel la goutte atonique ne parvienne à se cacher. « Tous les auteurs qui ont écrit sur la goutte ont reconnu la difficulté qu'il y a à bien décrire cette forme ; il est très-difficile, en effet, de trouver et de suivre exactement le fil conducteur dans le labyrinthe de ses manifestations multiples et protéiformes. *(Braün.)»* Il en est d'elle comme de la syphilis, les uns ne la voient nulle part, les autres la voient partout.

Cette forme n'a pas de signe pathognomonique ; elle se différencie des autres par la mobilité de son siége, par sa tendance à abandonner la périphérie pour se porter sur les organes centraux, par le défaut de réaction générale et locale, par l'affaiblissement graduel de la constitution ; par la présence de phosphates terreux dans les urines, et la persistance des troubles gastriques.

Elle a une grande tendance à la métastase ; elle abandonne rapidement les jointures pour se jeter sur les viscères et menacer sérieusement la vie.

Si cette forme de la goutte n'est pas la plus douloureuse, ce n'en est pas moins la plus grave. L'estomac, le cerveau, le cœur, le foie, les poumons, la moëlle épinière sont les organes qui peuvent être atteintes isolément ou simultanément. D'après Graves, il n'est pas rare de rencontrer des paralytiques parmi les goutteux. La goutte peut sans doute attaquer demblée les centres nerveux dans une de ses manifestations, mais il arrive plus fréquemment que l'inflammation goutteuse des nerfs et du névrilemme se propage, au bout d'un certain temps, à la moëlle épinière et ses enveloppes, et y produit des modifications qui aboutissent au ramollissement et à la dégénérescence.

Diathèse goutteuse.

L'accès de goutte est une maladie locale ; ce n'est qu'un symptôme révélateur d'une affection constitutionnelle, d'une diathèse, la *diathèse goutteuse* qui préexiste aux accès.

Ses signes révélateurs sont assez variables ; ce sont des dérangements gastriques selon les uns, des troubles cardiaques selon d'autres, des modifications dans la constitution du liquide urinaire, suivant le plus grand nombre ; *modifications qui consisteraient dans la diminution de la quantité d'acide urique dans l'urine, et son augmentation dans le sang.* Cette découverte due aux belles recherches de Garrod nous donnera, je crois, la clef de la cause prochaine de la goutte, et nous aidera à *expliquer le mode d'action de nos eaux minérales dans le traitement de cette maladie.*

A mesure que l'affection marche et que la santé de l'individu se détériore, à mesure que se succèdent les diverses formes de la goutte, la diathèse devient de plus en plus grave, mais l'acide urique n'est jamais retrouvé qu'en quantité inférieure à la normale dans les urines, et supérieure dans le sang.

Remarquons toutefois que la recherche de l'acide urique dans le sang ne se faisant pas d'habitude pour en déceler la présence chez des individus qui n'ont pas encore eu d'attaque, la diathèse goutteuse n'est presque jamais même soupçonnée, malgré l'*habitus goutteux* que certains praticiens admettent sur la foi de Galien, et dont il ne nous a pas paru utile de reproduire la description. Comment se développe la diathèse goutteuse ? Pourquoi tel individu semble-t-il prédestiné plutôt que tel autre à avoir la goutte ? La prophylaxie gît toute entière dans la découverte des causes prédisposantes de la goutte ; savoir pourquoi on peut devenir goutteux, c'est avoir fait un grand pas pour s'éloigner de la maladie.

Je n'hésite pas à placer l'*hérédité* au premier rang des causes prédisposantes de la goutte. Elle exerce son influence de la part des parents et des grands parents, saute souvent une génération, provient beaucoup plus souvent du père que de la mère, et engendre la goutte chronique plus fréquemment que la goutte normale.

Sexe. — Les hommes y sont beaucoup plus exposés que les femmes ; celles-ci n'en sont atteintes que quand leurs règles cessent de couler périodiquement.

Ages. — L'époque de la vie pendant laquelle la goutte fait explosion avec le plus de fréquence est celle où le corps a atteint son complet développement. La goutte héréditaire se manifestera plus tôt que la goutte acquise.

Ainsi, d'après Sacdamore, l'ordre de fréquence s'établit de la manière suivante :

De 30 à 35 ans.
De 35 à 40
De 25 à 30
De 40 à 45

Le tempérament ne fournit aucune donnée relative à la disposition prochaine à une attaque de goutte, l'influence de la *constitution* est plus appréciable. « La goutte épargne » le robuste journalier, mais attaque le gros propriétaire ; » elle se développe rarement chez le chasseur athlétique, » mais très-actif, tandis qu'elle germe dans le sang et se » jette sur les jointures du viveur épuisé. » (*Gairdner.*)

Race. — Si en Angleterre, en Hollande, dans le nord de l'Allemagne, on rencontre plus de goutteux qu'en France, en Italie et en Espagne, cela tient beaucoup plus, suivant la remarque de Braün, au genre de vie qu'à la race elle-même.

Causes occasionnelles. — Chez un individu atteint de la diathèse goutteuse, l'accès peut se déclarer sous l'influence unique de la diathèse, mais ce n'est pas le cas le plus ordinaire, il faut la coopération de certaines circonstances que l'on désigne sous le titre de causes occasionnelles ou déterminantes.

Tout ce qui a une action excitante ou débilitante sur le système nerveux peut donner lieu à une attaque. Un exercice violent, un excès dans le boire ou le manger, l'usage de certains aliments, un changement brusque et considérable dans la température, des influences morales comme la joie, la frayeur, des excès vénériens, une suppression de transpiration ou d'un exutoire ; telles sont les causes les plus communes de l'attaque de goutte.

Les influences nuisibles extérieures altèrent les humeurs dans leur quantité et leurs qualités, tantôt directement par une action matérielle, tantôt indirectement en portant leur action primitive sur le système nerveux.

La *surabondance d'aliments* a été regardée de tout temps comme une des principales causes de la goutte, ce qui a donné lieu à l'aphorisme étiologique suivant : « La goutte a pour cause un excédant de la recette sur la dépense. » Il faut entendre par là que la cause de la goutte gît moins dans l'abondance que dans la qualité de l'alimentation. Une nourriture animalisée, excitante, renfermant une grande quantité d'éléments azotés, provoque la formation d'un excès d'acide urique et d'urée, et nous savons que le premier de ces deux produits se trouve en excès dans l'urine à la fin des accès de goutte, et que de plus, il constitue la gravelle, qui a tant d'analogie avec la goutte.

Les *boissons alcooliques* ne provoquent des manifestations goutteuses que quand leur ingestion s'accompagne d'excès de nourriture, ou que leur abus aura provoqué de la dyspepsie ou la débilité du système nerveux. Le liquide, en lui-même, ne paraît avoir d'influence qu'en raison de l'alcool qu'il contient, il faut, cependant, faire une exception en faveur de la bière, d'après Todd et Braün ; ce dernier rapporte que Becker a trouvé un excès d'acide urique dans l'urine des buveurs de bière, ce qui prouve qu'il s'en forme en excès dans le sang.

Je serais très-disposé à mettre en première ligne dans la genèse de la goutte, *les travaux de l'esprit et les affections morales*, en y joignant *un genre de vie sédentaire*.

Le nombre de savants illustres, d'hommes d'Etat atteints de la goutte est incroyable. Sydenham se consolait de ses tortures en disant qu'elles atteignent plus de sages que de fous, plus de rois que de mendiants ; chaque fois qu'il mît la main à son livre sur la goutte, il s'attira un accès formidable et il s'y attendait.

Elle est plus fréquente chez les officiers de marine que chez les officiers de l'armée de terre.

Donc, tout ce qui déprime ou surexcite le système nerveux doit être considéré comme une cause plus ou moins prochaine de goutte.

Une vie sédentaire, les excès vénériens, rentrent comme étiologie dans les catégories précédentes.

Les changements de température, de climat, de saisons, apportent incontestablement leur contingent d'influence dans la production des maladies goutteuses ; il est bon, cependant, de remarquer que dans les pays qui sont considérés comme plus fertiles en goutteux, il n'y a que les gens riches, menant un genre de vie oisif et gourmand, qui en sont atteints ; la goutte est aussi rare chez les individus de la classe pauvre en Angleterre, en Hollande, par exemple, que dans le midi de la France, en Italie, en Grèce.

Quelle est la cause prochaine de la goutte ? Autrement dit : quelle idée doit-on se faire de la nature de la goutte ?

L'exposé et la critique des théories anciennes et modernes sur la goutte, dépasserait de beaucoup le but que je me suis proposé en écrivant cette notice ; je me bornerai à quelques remarques indispensables.

Considérées dans leur ensemble, ces théories nombreuses envisagent, les unes les humeurs, les autres les solides de l'économie ; la plus récente, celle de Braün, fait de la goutte une *névrose* dont le siége est dans la partie douloureuse elle-même. L'excitation qui provoque l'attaque est tantôt externe, et ce sont toutes les causes occasionnelles énumérées plus haut ; tantôt internes, et ce sont : les stases veineuses, l'hyperhémie du foie, les dérangements de la digestion.

La présence de l'acide urique dans le sang des goutteux a donné naissance à la théorie de Muëller, que M. Petit a développée, et dont il a tiré la déduction thérapeutique par les Eaux de Vichy.

D'après les derniers travaux de Ranke, la rate paraît être l'organe chargé de la confection de l'acide urique. Depuis longtemps a été posée la question de l'identité ou de la non-identité de la goutte et du rhumatisme.

Màlgré la grande autorité de Chomel, nous concluons à la non-identité, et nous résumons, dans le petit tableau suivant, les signes différentiels des deux maladies :

GOUTTE.	RHUMATISME.
1° Presque spéciale aux hommes.	Attaque les deux sexes.
2° Hérédité bien démontrée.	Influence moins constante de l'hérédité.
3° Début par les pieds.	Aucune jointure n'en est à l'abri; peut en envahir un grand nombre à la fois.
4° Marche aigüe au début, mais pouvant débuter par un état chronique.	Début aigu, mais marche différente.
5° Dépôt d'acide urique et d'urates autour des jointures.	Pas de dépôts tophacés, mais des déformations articulaires fréquentes.
6° Coexistence très-fréquente de la gravelle.	Rarement de la gravelle.
7° Troubles viscéraux fréquents et graves.	Des troubles graves peuvent survenir, surtout du côté du cerveau.

Pour mettre d'accord les deux opinions contraires, on a créé la dénomination de *rhumatisme goutteux*, maladie que J. Brown déclare ne pas exister. « Ce qu'on a pris pour du rhumatisme goutteux, dit-il, n'est autre chose que la goutte envahissant les grandes articulations, (c'est-à-dire, la goutte chronique,) le rhumatisant n'a jamais la goutte, pas plus que le goutteux n'est exposé à avoir de rhumatismes. »

Si, d'après les idées anglaises, que nous n'adoptons pas complètement, la goutte et le rhumatisme sont tellement antipathiques qu'on ne les trouve jamais ensemble, la goutte n'en aime pas moins à s'entourer d'un cortége assez varié d'autres maladies. « J'ai la néphrétique et tu as la goutte ; » nous avons épousé les deux sœurs, » écrit Erasme à un de ses amis ; hélas ! il pouvait bien aussi se féliciter de n'être pas bigame, et de ne les pas avoir épousées toutes deux lui-même.

Tout ce que nous avons dit jusqu'ici de la goutte et de la gravelle, peut faire conclure que ces deux maladies ont des points de contact extrêmement nombreux. M. Rayer les regarde comme la double manifestation d'une même affection. L'analyse chimique démontre que les calculs rénaux et les tophus articulaires ont la même composition, partant, doivent avoir la même origine.

D'après de récentes observations, l'asthme paraît aussi accompagner souvent la goutte, de même que certaines maladies dartreuses, la migraine et les hémorrhoïdes. On peut corriger les influences mauvaises provenant de l'hérédité, de la constitution, etc., à propos de la goutte comme à propos des autres maladies, c'est-à-dire, qu'il y a une prophylaxie de la goutte comme il y a une prophylaxie de la fièvre.

On devra s'astreindre à faire tous les jours un exercice suffisant, et régler la quantité et la qualité de la nourriture de manière à maintenir l'équilibre entre les gains et les pertes.

On se prémunira contre les atteintes du froid, surtout au printemps.

Sans s'astreindre à un régime exclusivement végétal, comme le veulent certains praticiens, on éloignera de sa table les aliments trop fortement azotés et trop nourrissants, comme le gibier. On usera de vin très-modérément. Les liqueurs doivent être à tout jamais proscrites. Ainsi que la bière, le café sera permis aux goutteux qui en ont l'habitude.

Rien de précieux dans le régime comme le lait, cet aliment-boisson que tous les estomacs digèrent. L'exercice est important après un paroxysme, à plus forte raison dans l'intervalle des accès. Les bains conviennent en général assez peu; ils seront fort avantageusement remplacés par des frictions sèches. On évitera les veilles prolongées, les affections morales, les passions, les travaux et la contention d'esprit. Les excès de tout genre ont sur la marche de la goutte une influence telle, que la plus grande sobriété n'a pu mettre à l'abri d'accès violents d'acharnés travailleurs. Témoin, Grégoire le Grand.

Respectez les habitudes qui sont bonnes, combattez celles qui sont préjudiciables, mais ne faites jamais d'excès.

Lorsque nous aurons résumé quelques observations, nous aborderons la question du traitement.

119e Observation.

M. F., négociant, d'une forte constitution, âgé de 52 ans, est atteint de goutte aigüe normale, depuis fort longtemps. Les accès fréquents d'abord, puisqu'il ne passait jamais trois nuits sans être pris, n'ont cependant laissé aucun tophus autour des jointures. Il a fréquenté Vichy pendant longtemps, mais le régime du bicarbonate de soude n'a apporté aucune amélioration à son état, les accès étaient aussi fréquents, aussi longs et aussi violents. Depuis 1855, cependant, il a renoncé à ce mode de traitement; en 1859, il n'eut qu'un accès, mais violent; depuis cette époque, il n'a jamais eu plus d'un accès par an, quelquefois il a manqué, mais au demeurant, il est moins grave que par le passé. Il vient tous les ans passer une saison à Vittel, à son grand avantage.

120e Observation.

M. N., goutteux depuis 19 ans, en est arrivé, par des accès répétés, des remèdes purgatifs, des arcanes plus ou moins spécifiques, à un état des plus graves, dont le danger est de plus entretenu par de nombreux écarts de régime. Il n'a pas moins de quatre à cinq accès par an, ou plutôt, sa goutte passée à un état chronique très-avancé, ne lui laisse guère de repos que pendant quelques quinzaines dans les mois les plus chauds de l'année. Il est presque complètement perclus, ne peut se mouvoir qu'à l'aide de deux béquilles, qui lui servent à sauter plutôt qu'à marcher. Il n'eut jamais de coliques néphrétiques, mais ses urines laissent presque constamment déposer des produits uriques qui disparaissent au moment des accès.

La saison qu'il fit à Vittel lui procura un soulagement réel, puisqu'il put échanger ses deux béquilles contre deux cannes, acquérir un appétit plus régulier, des digestions plus complètes, voir diminuer ses douleurs et jouir d'un calme inusité pendant une partie de l'automne.

Son séjour aux eaux fut traversé par une série de petits accès tous articulaires; il y avait tendance manifeste de la maladie à reprendre des allures normales, mais le traitement de cette affection des plus graves, ne devait pas être l'affaire d'une seule saison; il y avait à craindre que les accès ne reprissent le caractère de la chronicité et ne vinssent aboutir à la goutte viscérale, la plus grave de toutes les formes de la podagre. C'est ce qui arriva, en effet, et notre malade succomba dans l'hiver 1859-60.

121ᵉ Observation.

Un confrère du département de la Meuse, M. le Dʳ L., âgé de 62 ans, affaibli par la souffrance, prit la goutte en 1855. Neuf ans après, et malgré, ou plutôt à cause des remèdes de Lartigue, de Bourbée, de Turck, de l'huile de marrons d'Inde, ce malheureux avait les articulations des pieds complètement déformées, les genoux presqu'ankylosés, les reins graveleux au point d'en rendre de un à deux grammes par jour, et en 1858, une cystite aiguë avec hématurie et strangurie venait compliquer son état déjà assez pénible. Son affection vésicale, qui s'est renouvelée trois fois depuis lors laissant un catarrhe à sa suite, a fini par céder à l'usage de l'eau de Vittel transportée. Chaque doigt, au pied et à la main est le siége de deux ou trois tophus dont quelques-uns sur le point de percer la peau par ulcération.

L'appétit est assez précaire ; la digestion mauvaise.

Sous l'influence du traitement par l'eau de Vittel, il lui survient à plusieurs reprises du malaise et des menaces d'accès, ainsi que des douleurs lombaires et des crises néphrétiques. Pendant la durée de ces menaces, il fit un jour une trentaine de kilomètres dans une voiture mal suspendue et par des chemins assez durs ; il s'en suivit de l'hématurie, une augmentation dans les douleurs lombaires, des douleurs au col de la vessie, du ténesme vésical et finalement survient un gravier qui met fin à la scène néphrétique.

Bref, après un séjour d'une vingtaine de jours, il est dans un état fort satisfaisant ; ses articulations ont considérablement diminué, il peut se promener une partie de la matinée en buvant ses verres d'eau ; il peut monter en voiture sans le secours de qui que ce soit.

Ainsi, M. L. arrivé ici dans un état des plus graves, délabré par des attaques répétées de goutte, ayant perdu le sommeil et l'appétit, incapable de faire un pas sans secours étranger, fait usage de l'eau de Vittel pendant trois semaines, et s'en retourne dans l'état le plus satisfaisant, après avoir subi plusieurs menaces d'accès nouveaux et avoir rendu du sable et des graviers. Une lettre qu'il m'adressa ensuite, m'annonçait une amélioration progressive sans accidents, et l'évacuation par l'urine d'une très-grande quantité de sable et de graviers uriques.

122ᵉ Observation.

M. B. est atteint, depuis une douzaine d'années, d'accès de goutte qui se renouvellent trois ou quatre fois par an, et qui atteignent tantôt un pied, tantôt l'autre ; son père est goutteux un de ses frères également. M. B. est gros, court, abdomen proéminent, teint fortement coloré, il est âgé de 60 ans. Depuis que les premières atteintes de goutte ont paru, il remarque à peu près constamment dans ses urines un sédiment rouge plus ou moins abondant, mais qui laissait au moment des accès une couche plus épaisse qu'en tout autre temps, de matière tout à fait semblable à de la brique pilée. A plusieurs reprises, il a trouvé du gravier rouge au fond de son vase de nuit, a éprouvé des douleurs lombaires qui diminuaient à mesure que l'urine se fonçait en couleur, et dont le maximum d'intensité a toujours coïncidé avec l'accès de goutte. Au commencement de 1856, les articulations des pieds étaient considérablement tuméfiées et déformées, il fit usage de l'eau de la grande source qui provoqua constamment des selles, une diurèse abondante et fortement sédimenteuse.

Il n'a pas eu d'accès depuis le mois de septembre 1857, encore le dernier était si bénin, qu'il ne l'empêcha nullement de marcher et de se livrer à ses occupations. En effet, pendant un jour seulement, il éprouva de la raideur dans les articulations des orteils. Les jointures ont repris leur volume, il reste seulement une certaine sensibilité qui ne lui permet pas de porter une chaussure un peu serrée, mais peu à peu les jointures reprennent leur souplesse normale et les suites des accès disparaissent complètement.

La goutte ne reparut pas pendant deux années, malgré un régime trop fortement azoté et l'usage habituel de café et de liqueurs. Une matinée passée les pieds dans la rosée, au mois de novembre, provoqua un accès violent, mais il fut l'unique pendant l'année ; au printemps suivant, une main fut prise, mais depuis lors, M. B. n'a plus rien éprouvé.

123ᵉ Observation.

M. B., 58 ans. Constitution très-forte. Il a éprouvé, il y a six ans, quelques accidents d'asthme qui se sont dissipés par un simple voyage dans le Midi. En 1854, il fut pris d'un premier accès de goutte qui ne reparut qu'en 1858. Ce dernier fut plus long que le précédent. Jusqu'au mois de juin, il éprouva, après son accès, de l'embarras autour du front et une constipation très-opiniâtre avec teinte bilieuse des téguments et des sclérotiques. La respiration est pénible, surtout par les temps de brouillards, l'urine est très-souvent chargée, épaisse comme dans la fièvre. Ce malade, qui ne resta qu'une douzaine de jours, rappelé chez lui par des affaires urgentes ne me parut pas avoir tiré de l'usage de l'eau un profit quelconque.

124e Observation.

M. G., vigneron robuste d'une soixantaine d'années, possède à un très-haut degré ce qu'on est convenu d'appeler l'habitus goutteux. La goutte a débuté par les deux gros orteils à la fois. Entre ce premier accès et le suivant, il s'est écoulé un intervalle de sept années, pendant lesquelles le patient a joui d'une bonne santé. En 1857, des chagrins amènent un accès identique au premier; à peine remis, il se fait une entorse qui provoque un troisième accès. Ses urines sont très-chargées, il n'a pas d'appétit, a un dégoût habituel pour la viande, est couvert de furoncles petits, mais très-douloureux. Cet homme ne put faire qu'une saison assez incomplète; cependant à son départ, l'amélioration est très-sensible; les fonctions de l'estomac s'exécutent beaucoup mieux, l'urine coule abondante, sans dépôts muqueux, mais charriant des sables uriques. Je n'ai plus eu de nouvelles de ce malade.

125e Observation.

M. X., propriétaire, âgé de 52 ans, est très-robuste.

Il est atteint de goutte héréditaire et d'asthme, mais ces deux maladies se sont développées dans des conditions particulières. Son père n'a eu des accès de goutte que très-longtemps après la naissance de son fils, ce qui n'a pas empêché celui-ci d'hériter, sinon de la diathèse, du moins d'une prédisposition notable à la goutte. L'asthme survint sous l'influence d'efforts de locomotion. Etant en traitement dans une station thermale, dans le but de diminuer son obésité, il lui fut recommandé de gravir les montagnes et de marcher beaucoup. Sa respiration commença à être gênée, puis peu à peu l'asthme se développa avec tous ses symptômes.

Il n'a jamais rendu ni sable, ni graviers, mais ses urines sont fortement chargées à la décroissance de chaque accès.

Il a abusé des purgations pour diminuer son embonpoint, elles n'ont eu pour effet que de lui détériorer l'estomac et de produire de la constipation. Il n'a pas de tophus articulaires.

L'effet de l'eau a eu pour résultat immédiat, de nombreuses purgations, le retour de l'appétit, une dépuration rénale énergique et la disparition complète de la gêne de la respiration.

126e Observation.

M. V., âgé de 60 ans, d'une constitution athlétique, s'est rendu coupable d'excès bachiques nombreux. Le début de la goutte ne remonte pas à moins de vingt ans, et son premier accès le retint trois semaines au lit. Aujourd'hui il a à peu près régulièrement deux accès par an et un malaise presque continuel. Les articulations du deuxième orteil du pied gauche se sont incrustées, ont suppuré, le

corps de l'os s'est pris, et maintenant la phalange métatarsienne de
cet orteil est atteinte de spina-ventosa et guérisable seulement par
l'ablation. Il n'a jamais vu ni sable ni graviers dans ses urines. Il a
employé contre ses accès tous les moyens connus et inconnus.

Son séjour à Vittel ne lui fut que médiocrement profitable ; je le
soupçonne fort d'y avoir continué son genre de vie habituel, malgré
ses dénégations à cet égard. Il fut menacé à plusieurs reprises d'accès aigus, qui cependant n'aboutirent pas, et en fin de compte, il
partit débarrassé de son malaise.

<h2 style="text-align:center">127e Observation.</h2>

Mme D., 47 ans, d'une forte constitution, fut prise, il y a 4 ou 5 ans,
de douleurs lombaires qui augmentent sous l'influence des secousses
de la voiture, et dans le développement desquelles les veilles, les fatigues morales ont eu une très-grande part ; le urines charrient ordinairement des produits uriques en abondance, elles sont âcres, cuisantes
à leur passage. Quatre ans au moins après le début de ces accidents
rénaux, madame D. fut prise d'une inflammation au genou droit.
Considérée d'abord comme un rhumatisme simple, cette affection fut
ensuite regardée, et avec beaucoup de raison comme de la goutte. Les
creux et les reliefs du genou ont disparu, la marche est très-gênée,
l'extension en est incomplète. Depuis quelques jours la jointure malade est le siége d'élancements avec perte du sommeil et de l'appétit.

Sous l'inflence de sa saison, le genou a sensiblement diminué de
volume, les élancements ont disparu, le sommeil et l'appétit sont
revenus, la marche est plus facile.

<h2 style="text-align:center">128e Observation.</h2>

M. X., magistrat des plus distingués, offre dans l'histoire de sa
maladie des particularités dignes d'attention, en ce sens qu'on voit
coïncider avec des accidents de gravelle, des accès de goutte, une
affection cutanée particulière et des préludes d'asthme. Ces différentes manifestations morbides sont sous l'influence d'une diathèse
unique ; et ce fait est un très-bel exemple de l'apparition de phénomènes variés engendrés par la diathèse goutteuse.

Il y a cinq ans que les premiers accès ont fait explosion. Ils ont
débuté normalement par les orteils, mais ils paraissent aujourd'hui
avoir de la tendance à envahir les chevilles qui sont empâtées, douloureuses par la marche, et sensibles à la pression.

Les accès sont toujours précédés de troubles digestifs, plus ou
moins graves ; ils se sont accompagnés à une certaine époque d'hémorrhoïdes, dont la brusque disparition a été le signal d'un accès
des plus violents.

Les urines examinées à plusieurs reprises ont dénoté constamment
la présence de l'acide urique. Il existe des rougeurs s'accompagnant

de démangeaisons à la partie interne et supérieure des cuisses, et dans la paume des deux mains, une affection squameuse qui se perpétue régulièrement depuis quatre générations chez les mâles seulement.

L'appétit est assez capricieux en temps ordinaire, il disparaît tout à fait un peu avant et pendant les accès. Chaque crise nouvelle s'annonce depuis quelque temps par de l'oppression, des démangeaisons générales et partielles surtout entre les orteils où la sueur est habituellement très-abondante.

A la suite d'une première saison, on peut constater une amélioration très-notable, caractérisée surtout par l'éclaircissement des urines, et leur grande acidité, l'extinction de l'éruption palmaire, la disparition complète de l'oppression, du gonflement et de l'empâtement des pieds, le libre exercice des jointures envahies.

Entre cette première saison et la suivante, il n'eût pas d'accès, mais chaque fois qu'il prolongeait son travail trop longtemps, dans la nuit surtout, il éprouvait de la tension dans les orteils, de la pesanteur dans les jambes et quelques élancements au siége habituel de la goutte. Le repos calmait ces menaces. L'asthme se reproduisit par suite d'un abus de phonation. Son séjour à Vittel dissipa de nouveau tous ces phénomènes.

La persistance des mêmes causes, c'est-à-dire un travail acharné, et l'exercice de la parole longtemps continué ne peuvent manquer de reproduire des accès, ou de fortes menaces, ainsi que de l'oppression. Remarquons toutefois que depuis que M. X. fait usage de l'eau de Vittel, ces divers phénomènes, qui aboutiraient sans cela à des accès graves, en sont restés dans les limites de simples menaces que chaque nouvelle saison dissipe complètement.

129ᵉ Observation.

M. L., est atteint depuis 19 ans de goutte ; il est âgé de 48 ans, et mène une vie très-active. Les premiers accès ont envahi les orteils. Mais la maladie normale et aiguë d'abord a affecté depuis lors la marche la plus irrégulière ; elle a atteint les pieds, les genoux, les mains, les coudes, les épaules ; l'extension et la flexion du genou gauche sont incomplètes. Autour des deux articulations fémoro-tibiales, il existe des incrustations calcaires, mobiles, indolores et fort dures. Les urines sont très-chargées. Les fonctions de l'estomac sont lentes, et celles de l'intestin paresseuses.

Il a pris pendant longtemps du colchique.

Sous l'influence de l'eau en boisson et en douches, il retira de son traitement, malgré la saison avancée un profit très-notable. Les creux et les reliefs du genou gauche se dessinent ; l'articulation a des mouvements plus étendus ; la marche n'est plus douloureuse, le ventre fonctionne normalement.

L'année suivante, il s'abstint à son grand désavantage de prendre une saison , il eut **un** accès qui lui dura trois mois ; l'état de ses jointures empira, mais une saison de l'année suivante, fit disparaître les symptômes nouveaux qui étaient venus s'ajouter à sa maladie.

130ᵉ Observation.

M. L , âgé de 56 ans, est atteint de la goutte depuis trois ans. Le lendemain de son arrivée à Vittel, il est pris d'un accès de goutte régulière qui saute brusquement aux genoux et s'y fixe. Anorexie, langue chargée ; épigastre sensible à la pression, fièvre, tuméfaction considérable des deux genoux, surtout du droit, douleur très-vive, les urines charrient des sels uriques.

M. L., a usé de tous les remèdes préconisés contre son affection.

Pendant son accès , je le mets au régime de la source purgative, et je fais faire des frictions narcotiques sur les genoux qu'on emmaillotte ensuite dans de la flanelle et de la ouate.

Dès le cinquième jour , il put se lever , quoique d'habitude , des accès de la violence de celui-ci le condamnent à un mois de séjour au lit. L'appétit revient assez promptement, la douleur ne tarda pas à disparaître, mais l'empâtement persista pendant près de deux mois.

Il passa deux ans sans revenir, mais dans cet intervalle, la goutte remonta, se jeta sur le péricarde, mit ses jours en danger; produisit des tophus nombreux et volumineux , enraidit un grand nombre de jointures et au total aggrava son état.

Son second séjour à Vittel apporta une amélioration notable dans sa position. Les urines expulsèrent une quantité considérable de sables rouges ; maintes fois il ressentit des élancements dans les jointures, mais il ne se déclara pas d'accès. Plusieurs tophus diminuèrent de volume , et sous l'influence du traitement, et sous celle de l'électricité dont je faisais passer les courants à travers les tumeurs calcaires.

L'appétit est excellent , toutes les fonctions s'exécutent très-bien.

131ᵉ Observation.

Mˡˡᵉ L., 26 ans. Goutte irrégulière , acquise et d'autant plus surprenante qu'elle éclate chez une jeune fille bien menstruée, et sans soupçons d'hérédité. Pour beaucoup, ce cas s'appellerait goutte rhumatismale, et non goutte franche. Un grand nombre de jointures ont été prises, et les accès n'ont pas débuté par les pieds, mais par les mains ; les pieds n'ont été pris que consécutivement.

L'appétit est très-précaire ainsi que le sommeil ; les digestions sont faciles. Enrouement chronique. Rien à l'auscultation.

Les urines sont quelquefois sédimenteuses, mais on n'y a jamais trouvé du sable proprement dit. La marche est difficile, les pieds sont raides le matin, et elle éprouve beaucoup de difficulté à mettre ses bottines ; par la marche, la plante des pieds gonfle et devient douloureuse. La flexion des doigts est incomplète et sensible. Mlle L. a éprouvé quelques étouffements qui se dissipent avec rapidité sous l'influence de sanglots et de larmes.

Pendant sa saison, l'appétit et le sommeil reviennent, la voix s'éclaircit, l'urine charrie abondamment, non-seulement des dépôts, mais encore du sable qui put être recueilli et me donna de l'acide urique à l'analyse.

Quelques tophus très-apparents aux doigts ont disparu ; les mains ont diminué de volume et se ferment mieux. Mlle L. met ses bottines, et fait de longues courses sans aucune gêne.

Ce cas de goutte mérite une attention toute spéciale au point de vue de l'âge de la malade, et au point de vue du résultat. *Mulier prodagrâ non laborat, nisi menstruæ deficerint ;* excepté le fait de Mlle L., et de beaucoup d'autres ; à moins que sa goutte ne soit un rhumatisme goutteux, ce que je ne puis admettre. Dans tous les cas, la maladie se déclara dans des conditions toutes spéciales et affecta, dès le début, une marche particulière.

Le résultat d'une seule saison est fort remarquable ; des symptômes qui caractérisent son affection, il y en a un grand nombre qui disparaissent ; les articulations sont plus souples, elles diminuent de volume, l'appétit reparaît, le sommeil moins interrompu par les douleurs, est plus calme et plus réparateur ; aussi cette jeune fille reprit de l'embonpoint.

Notons aussi la présence de sables uriques qu'elle rendit en quantité notable, et sans s'en apercevoir ; jusque-là, rien de semblable ne s'était fait remarquer dans ses urines.

Au total, goutte prise au début, et considérablement améliorée par une seule saison.

132e Observation.

M. G., âgé de 50 ans, eut son premier accès de goutte à la suite d'un dîner plantureux, en 1838. Des accès réguliers se montrèrent jusqu'en 1849, mais à cette époque, la goutte changea de caractère, elle envahit d'autres jointures que celles des orteils et les muscles.

A plusieurs reprises, il fut pris d'étouffements, et depuis une dizaine d'années de rétention d'urine à quatre fois différentes. Il n'a jamais trouvé dans ses urines, ni sable, ni graviers.

Aujourd'hui, la marche est gênée par du gonflement et de la douleur qui occupe les articulations métatarso-phalangiennes des deux pieds ; il n'y a de tophus nulle part.

A la moindre émotion, il est pris d'un tremblement des mains qui l'empêche même d'écrire.

Ambliopie progressive.

Voici quel était l'état de M. G. à son départ :

Il marche parfaitement d'aplomb, et ne redoute plus le contact des cailloux, ce qui lui permet de sortir le soir, quoiqu'il ne distingue pas parfaitement les obstacles qui peuvent se présenter sur la route ; le volume des articulations a diminué ;

Résumé : *amélioration* considérable.

133ᵉ Observation.

Mme A., âgée d'une soixantaine d'années, est atteinte depuis dix ans d'une goutte héréditaire que lui a léguée son père, ce qui n'a pas empêché ce dernier d'arriver à une vieillesse très-avancée.

Mme A., n'a jamais rien trouvé dans ses urines, elle n'a pas de tophus articulaires, mais son dernier accès qui a été très-violent a déformé le coude-pied droit. Cette région est tuméfiée depuis la racine des orteils jusqu'à la malléole ; les creux et les reliefs ont disparu, la pression est douloureuse, le deuxième cunéiforme est saillant et sensible ; il y a de la chaleur dans toutes ces parties, et Mme A. ne peut faire que quelques pas en boitant.

Après une première saison, la marche s'exécute sans grande difficulté ; l'engorgement articulaire a presque complètement disparu ; la saillie du troisième cunéiforme persiste, mais la pression y est presqu'insensible.

Entre cette saison et la suivante, Mme A., n'a eu qu'un accès de courte durée, cependant le coude-pied a grossi et la marche est assez gênée ; le pied gonfle le soir.

Après cette seconde saison, elle s'en retourna assez ingambe conservant sa saillie osseuse du coude-pied, mais sans empâtement et avec peu de douleur.

134ᵉ Observation.

M. R., est goutteux depuis 17 ans. Son affection a débuté d'une manière anormale par les grandes articulations. D'abord le genou gauche, puis plus tard le genou droit, ensuite les épaules furent tour à tour envahis.

Depuis le début de ses accès, il a eu tous les ans des crises plus ou moins violentes suivant la rigueur de la température. Depuis une dizaine d'années, les accès, sans pourtant abandonner absolument les grandes articulations, semblent envahir de préférence les petites.

Outre les accès qui se renouvellent assez régulièrement deux fois par an, il a presque constamment des douleurs vagues dans toutes les jointures.

Il a de tout temps trouvé du sable dans ses urines, et même des graviers.

En arrivant pour prendre sa saison, il est dans l'état le plus pitoyable, il y a deux mois qu'il est sur son lit en proie au plus violent et au plus long accès qu'il ait jamais eu.

L'accès a débuté par les articulations du côté gauche, qui ont été presque toutes prises successivement, ensuite la maladie a sauté à droite; aujourd'hui, le genou droit qui porte encore les traces de nombreux vésicatoires est complètement déformé; son volume a augmenté d'un tiers, il est globuleux, immobile, douloureux à la pression sur presque tous les points de sa surface; il existe de l'empâtement sous-cutané et une augmentation de synovie évidente, la jambe est étendue incomplètement, le pied droit très-fortement tuméfié, douloureux en masse, mais plus douloureux le long de son bord interne que partout ailleurs. Dans ce point, il est rouge, chaud, et le moindre mouvement fait pousser des cris au malade.

La marche est complètement impossible, M. R. fait péniblement quelques pas avec deux béquilles.

Il y a des tophus au gros orteil du pied droit.

L'articulation du coude droit, est elle-même le siège d'une fluxion goutteuse aiguë, avec tous les phénomènes [qui accompagnent l'affection arthritique à son summum d'acuité. Tophus volumineux à la pointe du coude; il ne peut porter la main à la bouche qu'avec la plus grande difficulté; les doigts ne peuvent se fermer complètement.

Le sommeil est très-mauvais, l'appétit presque nul, la digestion longue, les fonctions du ventre rares.

Pendant le cours de sa saison, et dans le courant des dix premiers jours, son état ne s'améliore que du côté de l'estomac, puis tout-à-coup le genou et le coude-pied gauches se tuméfient et deviennent douloureux. Des embrocations calmantes mettent fin très-rapidement à cet accès; sept jours après son début, M. R. pouvait sortir.

On aurait dit que cette exacerbation avait été le signal de l'entrée en convalescence, car le gonflement et la douleur disparurent avec rapidité, l'estomac et le ventre reprenaient leurs fonctions, le sable rouge pouvait se ramasser à la cuillerée.

Enfin à son départ, il revient à pied de l'établissement au village, marche une partie de la matinée en buvant ses verres d'eau ; il n'existe plus qu'un peu de d'œdème le soir autour des malléoles.

Résultat complet, rapide et des plus remarquables.

135e OBSERVATION.

M. D., 62 ans, constitution apoplectique, genre de vie sédentaire et travaux intellectuels acharnés. Son père avait la gravelle, mais n'a jamais eu d'accès de goutte. Depuis quatre ans, il éprouve des douleurs vagues qui manifestent de la tendance à se fixer aux pieds. La marche est très-difficile ; il existe, surtout le soir de l'œdème douloureux aux pieds. Le pied gauche est plus tuméfié que le droit ; le malade ne peut pas faire plus de cinquante pas sans se reposer.

Il n'a jamais rendu ni sable, ni gravier, il n'y a dans les urines ni sucre, ni albumine.

L'appétit est fort précaire, la digestion s'accompagne de flatulences gastro-intestinales, il y a de la constipation.

Sous l'influence d'une saison, son état s'améliore notablement ; l'appétit redevient excellent, et les digestions faciles sans ballonnement. La marche est beaucoup moins pénible, les pieds ont diminué de volume, il n'existe plus d'œdème autour des malléoles, que le soir et quand il est resté debout trop longtemps.

136e OBSERVATION.

M. B., âgé de 55 ans, est atteint de goutte depuis cinq ans. Ses premiers accès qui furent tantôt très-aigus, tantôt moins avec des urines chargées, mais sans sables ni graviers débutèrent par les orteils. Le bicarbonate de soude, la liqueur de Laville, l'huile de marrons d'Inde atténuèrent les douleurs, mais à son grand détriment puisque l'année dernière, à la suite d'un accès qui ne fut ni très-aigu, ni bien long, ses doigts s'incrustèrent de tophus, et en rendirent les fonctions difficiles et très-imparfaites.

L'estomac, les intestins fonctionnent normalement, sa goutte est *donc devenue chronique sous l'influence de traitements intempestifs.*

Sa saison se passa sans aucune manifestation ni en bien, ni en mal, malgré des selles purgatives provoquées tous les matins par l'eau en boisson.

L'année suivante, il n'eût que quelques douleurs fugaces et un accès de huit jours assez aigu au mois de juin ; mais cet accès se résolut *complètement* et ne laissa à sa suite ni tophus nouveaux, ni douleurs, ni engorgement. Sa deuxième saison se passa, comme la première sans phénomènes appréciables.

137e OBSERVATION.

M. V., âgé de 55 ans, est atteint depuis deux ans seulement, d'une affection goutteuse, dans le développement de laquelle la bonne

8

chère a eu une trop large part. Ses accès ont été jusqu'ici peu nombreux et très-réguliers, dans ce sens que les pieds seuls ont été atteints ; pourtant l'articulation médio-tarsienne gauche est douloureuse, et il existe des tophus sur le gros orteil du même côté.

Il n'a jamais vu de sable dans ses urines.

Pendant une première saison, il éprouve quelques menaces d'accès, mais ils n'aboutissent pas.

Dans l'intervalle de sa première à sa seconde saison, le tophus signalé ci-dessus a complètement disparu, malgré un accès pendant l'hiver.

138ᵉ Observation.

M. de C., âgé de 27 ans, issu d'un père goutteux, a eu son premier accès il y a dix-huit mois, un second dans la même année. La douleur a débuté par un talon avec rougeur et fièvre, la maladie saute brusquement à l'autre pied. Depuis lors ses attaques n'ont pas cessé d'envahir ces organes. Au début, ses urines sont claires, à la fin de l'accès, elles se chargent et laissent déposer des sables uriques. Aujourd'hui la marche est très-difficile, il lui semble qu'il met les pieds sur des pointes d'aiguilles. Il perd complètement l'appétit pendant ses accès, mais en dehors de la crise il est généralement bon.

Sa saison lui valut la disparition de ses douleurs et par conséquent plus de facilité dans la marche. Il rendit une quantité considérable de sable rouge.

139ᵉ Observation.

M. H., 55 ans. Constitution forte. Son affection, après avoir débuté normalement par les orteils, se mit à voyager et a fini par se fixer aux genoux, aux pieds, aux orteils et dans les muscles de la jambe droite. Les articulations des deux pieds sont tuméfiées, rouges, douloureuses. Il n'y a de tophus bien appréciables nulle part, mais le gros orteil de chaque pied est sensible et luisant. Ses premiers accès datent d'une douzaine d'années. Au moment où il vint à Vittel, il était sous la menace d'un accès qui avorta cependant, mais éclata dix jours plus tard pendant une excursion qu'il fit à Bourbonne où il prit trois bains d'eau minérale. La fin de la saison qu'il vint terminer à Vittel lui fut cependant de quelque profit, en ce sens qu'elle fit disparaître ce que son accès de Bourbonne avait produit.

L'année suivante acheva la cure, depuis lors, M. H. n'a plus rien ressenti.

140ᵉ Observation.

M. G., âgé de 51 ans, a hérité de son père et même de trois générations par les mâles, d'une affection goutteuse accompagnée de gravelle. M. G. n'a encore eu que de rares accès qui n'ont point laissé

d'incrustations autour des jointures, cependant quelques articulations des doigts sont moins libres et paraissent empâtées.

L'appétit est excellent de même que les digestions. L'urine charrie
fréquemment de la gravelle et des mucosités.

Il éprouve de la raideur à la région lombaire. Malgré le peu de
temps qu'il est resté, je dois signaler plus de souplesse dans les
mouvements des doigts et l'expulsion d'une grande quantité de sables uriques.

Observations de Goutte remontée.

141ᵉ Observation.

Mᵐᵉ S., âgée de 35, ans, malade depuis longtemps, mais plus sérieusement atteinte depuis trois ans, fit, en 1851, une chute qui frac-
tura plusieurs côtes et produisit un emphysème énorme de la poitrine. Elle en guérit complètement. Des douleurs dans la région rénale droite se dirigeant du côté du ventre, prises pour des signes
d'une affection de l'ovaire furent traitées localement d'abord, mais
sans succès, ensuite par les lessives de potasse à l'intérieur avec
grand soulagement. Auparavant, elle avait été atteinte de douleurs
vagues dans les pieds et les mains, sans que ces douleurs aient
adopté un siége fixe. En 1854, elle éprouve des coliques accompagnées d'ictère ce qui fit hésiter le diagnostic. Elle fut longtemps à
se remettre de cette secousse, resta triste, morose, inquiète, apathique. L'appétit ne revint pas, il se manifesta des vomissements de
mucosités le matin à jeun.

Par le fait de la marche naturelle de cette maladie grave, des in-
quiétudes morales et des privations physiques aidant, cette femme
fut prise brusquement de dyspnée, de désordres du côté de la circulation, d'étouffements, d'anxiété, d'œdème des membres inférieurs,
d'ascite; on constate alors du liquide dans les deux plèvres, et un
épanchement considérable d'eau dans le péricarde.

A ce moment les douleurs étaient à peu près insignifiantes et
n'avaient du reste, laissé aucune trace dans les jointures, sauf de
l'empâtement et une augmentation de volume dû à l'œdème.

Pour traitement, on s'efforça de rappeler aux extrémités inférieures
les douleurs mobiles qui avaient envahi alors les organes de la
poitrine, puis on s'adressa aux désordres locaux, cette médication
fut couronnée de succès, sa vie cessa d'être en danger, l'hydropisie
diminua et la convalescence fit de rapides progrès sous l'influence
d'eau de Vittel transportée.

A son arrivée pour une première saison, il reste encore des traces
trop appréciables des dangers que la malade a courus.

Elle n'a pas d'appétit, la bouche est mauvaise, empâtée, la langue
sale; la digestion s'accompagne constamment de flatulences et de
renvois gazeux.

Les gencives sont décolorées, les bruits du cœur sourds; il y a de l'œdème jusqu'aux genoux. Teinte sub-ictérique de la figure et des sclérotiques ; marche difficile , essoufflements, menstrues comme de l'eau roussâtre.

L'eau de la Grande-Source lui occasionne quatre à cinq selles quotidiennes sans fatigue et avec augmentation de l'appétit; les évacuations sont bilieuses, il arrive du sable urique en abondance, l'hydropisie diminue à vue d'œil , il y a plus de force et d'énergie : en un mot, l'amélioration est des plus remarquables.

Un accident l'empêcha de venir l'année suivante ; deux ans après, elle fut à la même époque que précédemment reprise des mêmes accidents de goutte remontée et même il vint s'y joindre cette fois une tuméfaction du foie avec douleur qui disparut brusquement.

Cette saison lui fut aussi avantageuse que l'autre, elle eut probablement échappé à ce second accès si elle eut fait usage de l'eau plusieurs années sans intervalle.

Aujourd'hui, sa santé est bonne et elle n'a pas eu de nouvel accident.

142e Observation.

M. P., âgé de 65 ans, mène depuis longtemps une vie très-sédentaire. Il y a sept à huit ans qu'il a ressenti pour la première fois des douleurs de goutte aux petits orteils du pied droit et aux genoux.

Chez ce malade, la goutte a une très-grande tendance à se déplacer ; à plusieurs reprises déjà, il a été menacé d'accidents graves qui ont pour siége le cerveau, une fois, on craignit une péritonite. Il n'y a pas longtemps encore qu'au beau milieu de la nuit, pendant la convalescence d'un accès de goutte assez bénin en apparence, il fut pris de congestion cérébrale tellement violente qu'on put vivement craindre pour ses jours. On parvint à rappeler la douleur goutteuse aux pieds par une vésication rapide et énergique, et le danger fut conjuré.

La santé de M. P. est assez délabrée, il y a inappétence complète, digestion difficile, les fonctions du ventre sont rares et difficiles, la peau est sèche. L'urine est trouble, cuisante, même en dehors des accès, sans que pourtant l'acide urique se soit jamais déposé sous forme de sable, le genou droit est gros, douloureux et contient du liquide; il craque dans les mouvements qu'on lui imprime et peut à peine supporter le poids du corps.

Les articulations des orteils et du pied de ce même côté sont empâtées, rouges, douloureuses.

L'eau de la Grande-Source le purgea très-abondamment. Les selles étaient franchement bilieuses. L'appétit ne tarda pas à renaître; le liquide diminua dans les articulations, elles retrouvèrent leur souplesse et leur force; mais de retour chez lui, il eut un accès de goutte aigüe et régulière qui ne laissa rien dans les jointures, et depuis cette époque (il y a trois ans), M.P., que j'ai eu occasion de revoir plusieurs fois, n'a plus rien ressenti.

Ce qui constitue le danger de la goutte *vague ou irrégulière*, ce ne sont plus les accès articulaires, ce sont les attaques viscérales. En quelques heures la vie est mise en danger et terminée par un transport goutteux.

Un podagre peut arriver à un âge fort avancé, en subissant même, plusieurs fois l'an, des accès de goutte aiguë, mais dès que les douleurs des pieds ou des petites articulations se font sentir moins vivement et qu'elles sont remplacées par du malaise, un sentiment de lassitude générale, la perte de l'appétit, la suppression ou la diminution de la transpiration; dès que le sommeil a disparu sous l'influence d'une inquiétude vague, que les petites jointures sont tuméfiées, empâtées, et que ces phénomènes persistent pendant un certain temps, il y a à craindre quelque déplacement de la goutte.

La thérapeutique doit alors mettre en œuvre ses ressources les plus énergiques; ce n'est pas le temps de faire de la médecine expectante.

Dans les deux derniers exemples que nous venons de rapporter avec quelques détails, le succès a été dû au rappel des douleurs et de la fluxion aux pieds, siége habituel de la goutte. Ces accidents sont inconnus dans la goutte aiguë; la goutte chronique y conduit tout droit.

L'amélioration consécutive de ces états graves, de cette cacochymie goutteuse, ne se fait souvent sentir qu'après l'explosion d'un accès aigu. Des trois degrés de la goutte, la goutte vague étant le plus grave, son passage à l'état aigu est un signal manifeste d'amélioration, probablement en raison de cette loi qui régit les affections chroniques, c'est-à-dire, leur retour à un certain degré d'acuité avant d'arriver et pour arriver à la guérison.

THÉRAPEUTIQUE.

« Dans le traitement de la goutte, le médecin ne doit
» jamais oublier que le médicament qui calme un accès

» rend plus prochain l'accès à venir, et tend ainsi à les
» multiplier. » (*Trousseau.*)

Nous ne ferons pas la critique des moyens nombreux
qui ont été recommandés et mis en usage contre cette
maladie; nous ne poserons pas non plus la question de
savoir s'il faut traiter un accès de goutte; ce dernier pro-
blème peut être résolu par la négative et par l'affirma-
tive, et plutôt, selon nous, par cette dernière que par
l'autre.

L'énumération seule des arcanes vantés à tort ou à raison, nous prendrait un temps que nous emploierons
mieux à indiquer le bien qu'on peut faire, qu'à raconter le
mal qu'on a fait.

A tout prendre, on peut ranger sous deux chefs les médicaments préconisés contre la goutte : les préparations
de colchique et les alcalins.

Il n'est pas, dans toute la médecine, une médication
sur le compte de laquelle il y ait plus de divergences d'o-
pinions qu'à propos du colchique et du bicarbonate de
soude appliqués au traitement de la goutte.

Autrefois, l'antimoine eût les honneurs de plusieurs
arrêts du Parlement ; si aujourd'hui le colchique et Vichy
ne paraissent pas destinés à jouir, ni d'un triomphe ni
d'une condamnation pareilles, il n'en est pas moins vrai
que le bruit qui se fait autour d'eux est suffisamment re-
tentissant. Pour les uns, hors du colchique panaché ou
autre, et de Vichy, pas de salut ; pour d'autres, dans le
colchique et à Vichy, menaces des plus grands dangers.
Tel concevra des craintes à propos de l'emploi du médicament ; tel autre, en raison de son mode d'administration
seulement et de l'abus qu'on en fait.

Il est parfaitement démontré qu'en toute chose l'abus
est pernicieux, et l'observation prouve que le colchique
et les alcalins imprudemment administrés ont eu les plus
funestes résultats.

Qui ne connaît la description de la cachexie goutteuse ?
Elle est souvent la conclusion d'un traitement sur lequel

on a trop insisté, dans lequel on n'a pas su s'arrêter à temps.

La goutte chronique, et plus encore, la goutte atonique viscérale, ont été plus d'une fois l'aboutissant d'une goutte aiguë normale qu'on a gorgée de colchique et de bicarbonate.

Il faut convenir, pourtant, que tous les malades n'ont pas la dose de résignation que recommande Sydenham, et que la plupart d'entre eux, malgré les recommandations qui ne leur manquent pas à ce sujet, préfèrent en finir vite avec la douleur, sauf à acquitter plus tard un compte surchargé.

Il n'est pas niable que le colchique n'abrège la longueur d'un accès de goutte aiguë, mais c'est bien certainement au détriment du malade, en le conduisant à une forme de la maladie plus grave que celle qu'on cherche à combattre.

En combinant ensemble la digitale, le quinine et le colchique, on a composé un médicament qui a réussi entre les mains de quelques praticiens, surtout dans la migraine goutteuse.

Tout en faisant couler l'acide urique avec plus d'abondance, le colchique jouit-il de quelques propriétés reconstituantes des fonctions de l'estomac? Cet organe, atteint dans les formes de la goutte les plus dangereuses, exige une réhabilitation fonctionnelle, et plus, ce n'est guère que par son intermédiaire qu'on peut avoir prise sur la maladie. Selon nous, le colchique, au lieu de remplir toutes les indications que présente la cure de la goutte, satisfait à une seulement, et au prix d'assez graves dangers, car ses effets drastiques conduisent droit à la débilité, c'est un médicament puissant, mais c'est précisément en raison de cette puissance qu'on doit mettre la plus grande réserve dans son emploi.

« Les remèdes les plus puissants peuvent beaucoup de
» mal, et lorsqu'on supprime ainsi subitement une atta-
» que de goutte sans avoir antérieurement modifié la dia-
» thèse goutteuse, le médecin doit toujours craindre de
» déplacer la crise. » *(Trousseau.)*

Le colchique, de l'aveu même du professeur éminent qui en recommande, mais prudemment l'emploi, ne modifie en rien la diathèse goutteuse.

Sera-t-on plus heureux avec le bicarbonate de soude et les eaux de Vichy? Hélas! le danger paraît être encore plus grand.

« De nos jours, les eaux de Carlsbad, de Vichy, de
» Vals, ont été conseillées dans le traitement de la goutte ;
» il n'est pas de médication plus périlleuse, surtout quand
» elles sont données sans discernement. » *(Trousseau.)*

Ces vues, de M. Trousseau, sont confirmées par Braun. « L'usage trop longtemps continué des alcalins, dit-il, ou l'administration de doses trop fortes, conduit la goutte à la forme *atonique*. C'est avec raison que Trousseau cherche à prévenir ses collègues des dangers, de l'abus des eaux minérales alcalines dans le traitement de la goutte, et il trace un tableau très-sombre, mais très-vrai, de la cachexie qui en est la suite inévitable, et qui devient funeste pour le malade. » *(Braün.)*

« Dans la goutte irrégulière, où le malade ne ressent
» plus de violentes douleurs, mais est toujours sous l'im-
» minence de douleurs sourdes, passagères, alternant
» avec des troubles fonctionnels variés, il convient surtout,
» comme le conseille M. Durand-Fardel, de se tenir sur
» une grande réserve ; l'eau de Vichy, en cette forme de
» goutte, peut avoir les plus fâcheux résultats ; aussi con-
» seille-t il d'avoir recours à d'autres eaux, et plus parti-
» culièrement aux eaux minérales toniques et reconsti-
» tuantes par elles-mêmes. » *(Trousseau.)*

Donc, dans toute forme de la goutte où il sera besoin de reconstitution, il sera dangereux de s'adresser aux eaux de Vichy, ce qui veut dire, que dans la goutte chronique et dans la goutte atonique, vous vous garderez bien d'aller à Vichy, car les eaux alcalines fortes, au lieu de tonifier, ne feront que vous débiliter plus profondément.

« Il est d'ailleurs une chose remarquable, ajoute M. le professeur Trousseau, c'est que les eaux les plus vantées contre la diathèse urique, sont précisément efficaces en raison inverse de leur alcanilité.

Au demeurant, si en thérapeutique la grande affaire *est d'être utile*, il en est une autre qu'on ne doit jamais perdre de vue, c'est de *ne pas nuire*; le comment n'est que secondaire.

Combattre la dyspepsie qui accompagne constamment les deux dernières formes de la goutte.

Ramener à son type légitime une goutte qui en a dévié par une cause quelconque.

Faire couler abondamment par un émonctoire, les reins principalement, les matériaux usés par la désassimilation, l'urée, l'acide urique, etc.

Telles sont les trois indications capitales du traitement de la diathèse goutteuse, l'eau de Vittel satisfait complètement à ces trois indications.

Les observations nombreuses que nous avons rapportées, offrent presque toutes ces trois faits à constater :

Augmentation de l'appétit;

Menaces d'accès et quelquefois accès aigus;

Abondance de sables et de produits uriques dans l'urine.

Résumons cette question en quelques lignes.

1° Nous avons démontré que nos eaux sont *peptiques*, c'est-à-dire, qu'elles réussissent à rendre à un estomac délabré et à des intestins atoniques, l'intégrité de leurs fonctions; à l'article *dyspepsie*, nous avons cité des observations concluantes et démontré que les fonctions générales progressent en même temps que l'appétit renaît.

La première indication se trouve donc par là même heureusement remplie.

2° Pendant l'usage de l'eau, on ne tarde pas à remarquer dans les formes chroniques et atoniques surtout, des menaces d'arthritisme qui aboutissent quelquefois à un accès.

Le malaise, les douleurs vagues qui tendent à se perpétuer à mesure que l'individu s'affaiblit et que la goutte vieillit, ont pu disparaître dans le cours d'une saison, soit sous l'influence d'une attaque survenue aux Eaux ou plus tard, soit par la fixation de la douleur sur une jointure qui n'est pas le siége d'élection de la goutte, mais qui détourne néanmoins le danger de la goutte atonique.

Quand on a pu rappeler sur une articulation la fluxion goutteuse, on a fait un grand pas dans le chemin de l'amélioration.

Il n'y a donc qu'à se féliciter d'un accès franc, quand il survient dans le cours d'une goutte chronique ou atonique, que le malade fasse à ce moment usage ou non d'eaux minérales appropriées à son état.

Dans les nombreux exemples que nous avons cités, ce phénomène s'est présenté assez souvent pour qu'on soit autorisé à conclure que les attaques de goutte aiguë surviennent fréquemment chez les vieux goutteux sous l'influence de l'eau de Vittel.

Nos eaux agissent dans ce cas en ramenant à son type normal une maladie qui en a dévié, en la faisant, en un mot, rentrer dans sa physiologie.

3º La dépuration rénale devient énergique; le sable coule abondamment avec les urines, et chez les graveleux, des graviers de volumes divers sont trouvés dans les dépôts urinaires sans que leur passage ait donné lieu à aucune sensation.

Cette action éliminatrice s'opère en même temps que les fonctions de l'intestin deviennent plus libres, que l'estomac retrouve de l'appétit, que la digestion se fait plus complétement et avec plus de rapidité. L'énergie générale s'accroît en raison directe de l'énergie spéciale que chaque organe acquiert, et la résultante des actions organiques partielles est une nutrition plus physiologique et une désassimilation plus complète.

Ainsi se trouvent remplies les trois indications qui ressortent de l'étude que nous avons faite de la podagre; ce qui nous permet de conclure que la Goutte trouve, *quelle qu'en soit la forme, un traitement efficace dans l'usage des Eaux faiblement alcalines et ferrugineuses comme celles de* Vittel.

CHAPITRE XIV.

MALADIES GÉNÉRALES ET CUTANÉES.—ALBUMINURIE.

§ I. — DÉBILITÉ GÉNÉRALE.

Si je n'ai pas compris le fait suivant dans la catégorie des anémies, c'est que la jeune fille qui en fait le sujet est devenue faible sous l'influence d'une cause toute particulière.

L'on sait quelles traces profondes la fièvre typhoïde laisse dans l'organisme, et quels sont les difficultés et les périls de la convalescence de cette maladie. L'observation suivante en est un exemple qui démontrera en même temps quelles ressources offrent les eaux ferrugineuses dans la cure de ces états atoniques.

143ᵉ OBSERVATION.

Mlle L., jeune fille de 18 ans, auparavant bien menstruée, mais de constitution assez délicate a été atteinte d'une fièvre typhoïde dont elle est entrée en convalescence depuis près de six mois. Il lui reste une débilité profonde, caractérisée par de l'essoufflement et des palpitations au moindre exercice, un défaut complet d'appétit. Le ventre est le siége d'une douleur diffuse qui fit soupçonner longtemps quelques points de péritonite chronique. Il y a; en effet, des alternatives de diarrhée et de constipation, mais sans bosselures ni liquide appréciable.

Cette jeune fille est pâle, maigre, elle éprouve souvent des vertiges et ses règles ne sont pas revenues depuis sa maladie.

La maladie fut traitée par les évacuants intestinaux quotidiens; plus tard, les ferrugineux n'ont pu être supportés.

Son séjour à l'établissement fut de trente-cinq jours, au bout desquels la guérison était complète.

144ᵉ OBSERVATION.

Un Officier demi-paralysé de la jambe gauche surtout, à la suite d'un coup de sang que l'on a considéré comme dépendant de la diathèse syphilitique subissait un traitement mercuriel au moment de ses accidents cérébraux. Envoyé à Bourbonne, les eaux le surexcitent tellement qu'on juge convenable de lui faire suspendre son traitement et l'envoyer à Vittel.

Son état est fort grave. Il a l'air hébêté ; il est souvent pris de vertiges.

Sa jambe est traînante, il y éprouve des fourmillements constants. Il a la figure et les épaules parsemées d'ulcérations gangréneuses, d'un caractère non équivoque. C'est un rupia-syphilitique. Sa santé est profondément délabrée, il peut à peine se traîner, est pâle, bouffi, a les jambes œdématiées, peu d'appétit, de mauvaises digestions, de la constipation, des menaces continuelles de congestion cérébrale.

Après des péripéties nombreuses, des éruptions cutanées fréquentes, la cessation et la reprise d'un traitement par l'iodure de potassium, le rupia disparut complètement, tous les autres phénomènes se dissipèrent, et à la seconde année il n'éprouvait plus qu'un peu de raideur et de la pesanteur dans la jambe.

Depuis lors l'amélioration a tellement progressé, qu'il a pu reprendre son service.

§ II. — ALBÚMINURIE.

145ᵉ Observation.

M. M., âgé de 56 ans, ayant toujours mené une vie fort active, fut pris sans cause connue d'embarras du ventre avec surcharge bilieuse de l'estomac. Ces accidents ne disparurent pas sous l'influence des évacuants, ils s'accompagnèrent au contraire d'œdème périmal léolaire, d'ascite légère ; les urines furent essayées, elles contenaient de l'albumine.

Les fonctions générales sont en mauvais état ; l'appétit est très-médiocre, les digestions sont pénibles ; il éprouve une gêne qui le tient en ceinture ; teinte blafarde de la figure ; dyspnée ancienne ; la marche est encore praticable, mais la voiture ne peut être supportée que difficilement.

L'urine renferme de l'albumine.

L'effet favorable de sa saison ne se fit sentir qu'à titre d'effet consécutif, et deux ou trois mois après être rentré chez lui. Pourtant à Vittel déjà, il avait acquis un peu plus de force, et l'appétit était sensiblement meilleur.

Aujourd'hui, à cela près que l'urine laisse encore déposer de très-rares flocons d'albumine, la guérison est complète.

§ III. — Maladies de la peau.

Je me réserve de donner plus tard l'histoire plus complète des affections cutanées dans leur rapport thérapeutique avec les eaux de Vittel ; je me contenterai aujourd'hui de citer quelques observations que je n'ai pu recueillir qu'incidemment, et pour ainsi dire par hasard, tant sont peu fréquentes les occasions d'observer des dermatoses dans les Etablissements analogues à celui de Vittel.

Mon attention une fois attirée sur ce sujet, j'espère pouvoir réunir, tôt ou tard un nombre de cas suffisants pour une étude moins écourtée.

Toutefois, si aujourd'hui je ne puis encore m'appuyer sur le nombre, je puis néanmoins invoquer *le résultat* pour attirer sur ce sujet l'attention de mes confrères.

146ᵉ Observation.

A la suite d'une brûlure des plus graves, Mᵐᵉ A. conserve sept mois encore après l'accident une vaste ulcération, sur la poitrine surtout.

Les parties cicatrisées sont rouges, douloureuses, il existe des brides raides, dures, qui gênent considérablement les mouvements de la tête et même de la machoire. Chaque fois que survient la menstruation, la cicatrisation non-seulement s'arrête, mais certains points déjà cicatrisés s'ulcèrent de nouveau, de sorte que cette affection menace de durer indéfiniment.

Cependant après une saison de boisson et de bains, les surfaces se sont avantageusement modifiées; les brides sont plus souples, les mouvements du cou et de la tête plus faciles et plus complets, mais ce n'est que trois mois après que la cicatrisation s'achève et persiste.

147ᵉ Observation.

Depuis plus de dix ans, M. C. est atteint d'eczéma, qui a fini par envahir les deux bras presque complètement, et devenir chronique. Il a tenté une foule de moyens, qui amélioraient cette dartre mais ne la guérissaient pas. La maladie s'exaspère à certaines époques de l'année et occasionne alors de l'insomnie, la perte de l'appétit, un agacement général par suite des démangeaisons.

Le traitement fut commencé dans le courant du mois de mai, interrompu à plusieurs reprises, et continué avec des repos ménagés jusqu'à la fin du mois d'août. La surface malade se nettoya, il se forma des cicatrices solides, et il ne restait plus que quelques ilôts d'eczéma sans irritation. L'hiver fut défavorable à la maladie, elle se reproduisit en partie, mais n'envahit cependant qu'une surface assez limitée.

Après la seconde saison de traitement, la guérison était complète et ne s'est pas démentie.

148ᵉ Observation.

M. O., vieillard de 68 ans, débilité par le chagrin et les privations, porte depuis neuf à dix ans à la jambe gauche, un ulcère variqueux qui n'a fait depuis son début que se creuser et s'élargir. Ce malade, habitant une localité voisine de Vittel, fit spontanément usage de l'eau de la Grande-Source de la manière suivante : il mettait au soleil ou faisait chauffer à petit feu une certaine quantité d'eau qu'il n'employait que quand elle était réduite à moitié au moins de son volume. Alors il en imbibait des linges dont il enveloppait l'ulcère, et il avait soin de ne jamais laisser le pansement se sécher. Il y avait un mois qu'il se traitait de la sorte à mon insu quand je vis sa jambe. Je pus alors constater que la moitié de la plaie était guérie, ainsi que le témoignait la cicatrice et que le reste était en très-bon état. Je lui conseillai de continuer, et trois mois après le début du traitement, la guérison était solide et a persisté.

149e Observation.

M. M., est affecté d'une dartre double, aux deux creux des jarrets. Il n'y a pas de moyens qu'il n'ait employés pour se délivrer de cette infirmité.

Les vésicatoires réussissent mieux que toute autre médication ; mais la maladie ne tarde pas à se reproduire avec tout son cortége de demangeaisons, d'écoulement séro-purulent, de brûlure, etc. Il ne fallut pas moins de deux saisons consécutives pour amener la guérison complète de cette affection.

Depuis lors, elle ne s'est pas reproduite.

150e Observation.

Une enfant de neuf ans, d'une constitution débile, et portant le cachet visible de la scrophule accompagne sa mère, qu'une affection utérine amène à nos eaux.

A ma sollicitation, la petite malade est mise au traitement régulier par la boisson et les bains.

La scrophule n'a pas fait de grands ravages, mais depuis quelques mois après sa naissance, l'enfant est atteinte d'impétigo du cuir chevelu qui a débuté par la face où il a disparu pour se perpétuer à la tête où les cheveux sont rares, grêles, dévorés par des croûtes et des ulcérations qu'un préjugé maternel n'a jamais permis de guérir.

La cure demanda deux ans, mais au bout de ce temps, la guérison était telle que non-seulement l'état local, mais aussi l'état général étaient très-satisfaisants.

151e Observation.

Mlle L. est atteinte depuis trois ans d'un impétigo du cuir chevelu compliqué d'anémie. Cette jeune fille est âgée de 24 ans, maigre, leucorrhéique. Il y a trois ans que, sous l'influence de fatigues exagérées et au-dessus de ses forces, elle fut atteinte d'une éruption furonculeuse générale, avec fièvre, anorexie, courbature. Ses furoncles étaient très-gros et suppuraient longtemps. Au moment où les furoncles disparurent, ils furent remplacés par un eczéma très-aigu, très-confluent, qui envahit le pourtour des oreilles et se manifesta au cuir chevelu sous forme d'impétigo. Aujourd'hui l'appétit est très-précaire, elle a un dégoût profond pour la viande, les digestions se font avec assez de facilité, les fonctions du ventre sont régulières. La peau et les muqueuses sont décolorées, la langue est blanchâtre. Le sommeil est mauvais, elle éprouve une cephalalgie qui occupe le front et le sommet de la tête. Le cuir chevelu, surtout au niveau du frontal est le siége de quelques plaques d'impétigo en voie de desquamation; la base de ces plaques repose sur une infiltration plastique mollasse qui fait saillie, soulève sa croûte et la rend mobile. Ces produits locaux se remarquent en outre en plusieurs autres endroits de la tête. Les cheveux sont grèles et altérés. Il y a de l'eczéma dans les deux conduits auditifs et autour des deux oreilles.

Des grands bains, des bains locaux d'eau minérale firent disparaître complètement l'impétigo en même temps que la constitution s'améliora très-sensiblement.

CHAPITRE XV.

HYGIÈNE.

En quittant ses foyers pour aller demander aux Eaux un soulagement à ses souffrances, le malade doit faciliter ce résultat désirable en apportant une extrême docilité dans l'exécution des prescriptions de son médecin. Si, dans les établissements thermaux en général, le traitement spécial est ponctuellement suivi, ses accessoires sont malheureusement trop souvent négligés; l'hygiène surtout, y est reléguée au rang des choses impossibles, ou tout au moins inutiles; l'hygiène est un Mentor tracassier, qui prend plaisir, on le dirait, à prohiber les choses qui plaisent le plus à l'indépendance.

Qu'on se rappelle bien cependant que quand la maladie n'a pu être conjurée, le traitement consiste encore plus dans une juste appropriation des conditions hygiéniques, que dans l'administration des moyens spéciaux.

Si jamais les préceptes de l'hygiène doivent être observés, c'est bien certainement en faisant usage des eaux.

La maladie les réclame, la médication elle-même en fait une loi.

L'introduction d'une grande quantité d'eau dans l'économie, soit par la peau, soit par la muqueuse intestinale, va développer une activité inaccoutumée dans les sécrétions et rendre la peau plus impressionnable à l'air ; le médicament dont cette eau est le véhicule réclamera une alimentation en rapport avec son mode d'action, à titre d'adjuvant ; enfin, le moral, cette résultante des fonctions du cerveau, dont les sympathies sont si nombreuses et si puissantes, a besoin d'une direction convenable, dans le but de l'empêcher de devenir un obstacle à la guérison.

Nous ne saurions donc trop conseiller au malade, à celui qui vient aux Eaux pour guérir, de se pénétrer de la nécessité d'un traitement hygiénique. Les règles de l'hygiène présentent des nuances infinies, en rapport avec les hommes et leurs maladies. Chaque maladie, chaque tempérament, chaque profession a son hygiène particulière, mais cette question de détail est dominée par le chapitre des préceptes généraux, et c'est à céux-ci que nous nous attacherons particulièrement.

Vittel, comme localité, ménage aux malades les plus heureuses conditions de salubrité. La vallée est abritée par des montagnes boisées qui modèrent les chaleurs de l'été et la violence des vents. Aucune cause d'infection n'y trouble la pureté de l'air ; les épidémies y sont très-rares.

L'aménité des habitants est proverbiale ; bons, obligeants, ils ont avant tout la religion de l'hospitalité.

Si la station de Vittel n'a encore pu offrir aux étrangers la vie opulente des stations thermales plus anciennes, qu'elle s'en console, elle n'a rien à envier à ses sœurs aînées du côté de l'importance thérapeutique. La puissance de ses eaux lui marque en hydrologie médicale un des premiers rangs.

Du reste, les plaisirs bruyants ne conviennent qu'à peu de malades ; s'il en est quelques-uns auxquels la dissipation et des distractions soient nécessaires, le plus grand nombre a besoin de calme et de tranquillité.

Suivons donc le malade dans toutes les périodes de sa cure :

A son départ, il se munira d'une consultation suffisamment détaillée du médecin qui l'envoie aux eaux, précaution importante, surtout pour la catégorie des maladies dont nous nous occupons, qui présente parfois des difficultés de diagnostic que l'observation du médecin ordinaire lèvera promptement, en évitant toute chance d'erreur et toute perte de temps.

La rapidité du voyage sera subordonnée à son influence sur la maladie, et graduée de telle sorte qu'une aggravation qui se traduirait dans cette circonstance par une excitation inflammatoire, ne vienne pas apporter un retard fâcheux dans l'administration des eaux qui ne s'adressent qu'aux affections chroniques.

Son premier soin, en arrivant à Vittel, sera le choix d'un appartement bien exposé et suffisamment aéré. A la source même un vaste hôtel, dans le village deux hôtels et plusieurs maisons particulières lui fourniront, du reste, bon gîte et bon lit.

Il réclamera ensuite les conseils du médecin, « qui est là pour éclairer les malades sur la pratique des eaux, pour les diriger par une bonne méthode, pour rectifier leurs idées, chasser leurs préjugés. » (J. L. Alibert.) En un mot, le médecin, éclairé par la consultation qui lui est remise, décide en dernier ressort de l'opportunité du traitement hydrominéral.

Est-il possible de prévoir le temps que réclamera le traitement, le temps d'une saison? La limite ordinaire de vingt et un jours ne paraît guère reposer que sur l'intervalle que les femmes ont à leur disposition entre deux époques menstruelles; peut-être aussi, pour les hommes, adopte-t-on un total d'un mois, voyage compris, comme un chiffre rond pendant lequel on quitte sa famille et ses affaires.

On conçoit combien cette règle, basée sur de pareils motifs, est souvent infidèle. Les effets produits sont les seules indications naturelles et sérieuses sur lesquelles on doive se guider pour interrompre ou continuer l'usage des eaux, et il est impossible même de les soupçonner *à priori*. La médecine des eaux suit les mêmes règles que la médecine en général. Le charlatanisme seul assure, dans les affections chroniques, la date de la guérison.

Trop souvent, et nous avons été à même de l'observer, ce terme cabalistique, qui ne devrait plus être de notre siècle, a été cause d'échecs dont on ne manque pas d'accuser l'impuissance des eaux.

Montrez-moi deux maladies complètement semblables, entées sur deux organisations identiques ; par rapport à elles, les errements passés auraient encore tout au plus raison. Nous nous faisons un cas de conscience d'admettre cette délimitation ; la confiance du malade intelligent, loin d'en souffrir ne fera que s'affermir.

La pratique des hôpitaux militaires thermaux a fait preuve d'une grande sagesse en rompant avec ces traditions. D'abord elle prolonge les saisons, puis elle laisse aux médecins traitants la latitude de pouvoir conserver, au delà du temps normalement accordé, ceux de leurs malades qui leur paraissent avoir besoin de cette prolongation de séjour.

L'époque des eaux est fixée et doit rester fixée du 15 mai à la fin de septembre, jusqu'à ce que des observations consciencieuses soient venues nous prouver qu'elle peut être prolongée avec avantage pendant les saisons de transition et pendant l'hiver.

Les températures extrêmes sont généralement défavorables au traitement par les eaux minérales. Nous choisissons ordinairement les mois les plus chauds de l'année. Les Anglais ne vont aux eaux d'Epsom que pendant l'hiver : il y a exagération de part et d'autre.

L'alimentation est d'une importance telle, dans la plupart des affections traitées à Vittel, que nous croyons utile de donner, à propos de chaque groupe nosologique principal, quelques notions sur le régime qui lui convient et sans lequel tout traitement devient inutile.

Chez les individus goutteux ou simplement prédisposés

à la goutte, des causes souvent insignifiantes provoquent des accès aigus et douloureux; il est donc d'autant plus important pour le goutteux de ne pas mépriser les précautions hygiéniques, que sans elles, outre les accidents qu'on a à redouter, il est impossible de compter sur l'efficacité d'aucune méthode curative. La plupart des préceptes concernant les goutteux sont aussi applicables à l'individu atteint de la gravelle ou de quelque maladie de la vessie. Sans s'astreindre à un régime exclusivement végétal, comme le veulent certains praticiens, on éloignera de sa table les aliments trop fortement azotés et trop nourrissants, comme le gibier.

A propos des acides, des fruits, du vin même, la question est controversée : on s'est même demandé si l'on devait faire usage de l'eau minérale aux repas ; dans certaines localités, elle est formellement interdite.

Les aliments et les fruits qui renferment des citrates, des malates, peuvent entrer sans inconvénient dans le régime de la goutte et de la gravelle, parce que d'abord ils introduisent de la variété dans l'alimentation, et que, de plus, ils sont décomposés dans l'estomac et sont introuvables dans les urines. Mais pour l'acide oxalique, il me paraît prudent de s'en abstenir. Cet acide végétal fait très-souvent partie des calculs urinaires ; son apparition et son augmentation dans l'urine sont liées à l'usage de certains aliments (tomates, oseille, oignons, etc.), et de quelques médicaments (rhubarbe, lichens, etc.); il est donc sage de s'en abstenir.

Que dire maintenant de la proscription du vin ?

« L'eau minérale et le vin seraient chose incompatibles, selon quelques écrivains hydrologistes. On a même prétendu que l'introduction du vin n'était qu'un des abus de la civilisation, et que l'homme pourrait parfaitement s'en passer. » Nous ne pensons pas que Noé, qui le premier cultiva la vigne et abusa de son produit, eût péché, dans ce cas, par excès de civilisation. « Toutefois, jusqu'ici, il faut bien l'avouer, la pratique journalière a considéré le vin comme d'une importance majeure dans le régime des

maladies atoniques, dans les cachexies, les convalescen-
ces, etc., et elle ne s'en est pas mal trouvée. Avait-elle
donc tort? » (Pétrequin et Socquet.)

Loin d'interdire l'usage de l'eau minérale aux repas,
je la conseille, au contraire, et je trouve à cette pratique
plus d'un avantage et pas un inconvénient.

Une alimentation tonique, sans être trop excitante,
convient dans la majorité des cas. L'usage de nos eaux
développe promptement l'appétit que le malade doit satisfaire, mais dans de justes limites.

« En disant que le régime doit être sévère et que le
goutteux ne doit pas enfreindre les prescriptions de l'hygiène, cela ne veut pas dire qu'il doive s'imposer la cruelle
nécessité de ne jamais s'en écarter, en la moindre chose
que ce soit. Cette méticuleuse défiance de tous les plaisirs
a ses avantages, mais elle a aussi ses inconvénients : il
ne faut pas être assez fou pour être toujours sage. Le
point essentiel pour le goutteux, quand il s'agit de régime,
est de saisir le moment, l'à-propos de ce laisser-aller, et
surtout le degré de ce qu'il peut se permettre. » (Réveillé-
Parise.)

Respectez les habitudes qui sont bonnes, combattez
celles qui sont préjudiciables.

Les heures des repas, à peu près constamment régulières, seront à dix heures du matin et six heures du soir ;
nous tenons à ce qu'il s'écoule au moins une heure entre
le dernier verre d'eau et le déjeuner ; nous conseillons ce
premier repas à dix heures, parce que les estomacs vivement sollicités par la faim, auraient peine à attendre plus
longtemps.

Il est peu d'occasions où il soit nécessaire de multiplier
davantage les repas. On doit être très-sobre dans l'usage
des condiments de haut goût ; les vins légers de la localité
et des environs conviennent parfaitement ; on les coupe
d'habitude avec l'eau de la Grande-Source qui leur communique une fraîcheur et un piquant des plus agréables.
Nous proscrivons les liqueurs et les vins alcooliques en
général ; cependant, nous faisons une exception en faveur

des constitutions délabrées et des estomacs débiles, qui seraient incapables de digérer sans le secours de quelque stimulant. Pendant le traitement hydrominéral, nous ne tolérons le café que chez ceux qui ont l'habitude d'en faire usage.

Les bains rentrent dans la thérapeutique.

Quant aux vêtements ; nous pouvons dire que le traitement hydriatique mettant le malade dans les conditions d'un changement de climat, il doit se soumettre aux exigences des influences nouvelles qui lui sont imposées.

Des doses inaccoutumées d'eau en boisson et longtemps continuées, des bains quotidiens forcent les glandes à un surcroît d'activité ; les sécrétions sont considérablement augmentées, la transpiration surtout, subit un accroissement qu'il faut avoir la précaution sinon de favoriser, du moins de respecter, surtout chez les personnes affaiblies par de longues souffrances. Le malade se munira donc de vêtements de coton et de vêtements de laine.

La flanelle sera placée sur telle ou telle région de la peau, qu'elle excite ; elle déterminera d'heureuses sympathies dans les organes malades correspondants ; les individus affaiblis auxquels leur état de maladie ne permet pas de prendre d'exercice, en généraliseront l'usage. Les vêtements légers seront portés dans le courant des journées chaudes, ils ne provoquent pas la transpiration ; mais, le matin et le soir, ils seront totalement abandonnés.

Pendant la matinée, aux malades qui boivent l'eau à haute dose, nous recommandons dans l'intervalle de chaque verre, la promenade, un exercice modéré qui relève la température de l'estomac et fait marcher la digestion avec plus de vivacité.

Après le repas, certains estomacs exigent du repos, d'autres un mouvement modéré. Pour satisfaire ces derniers, je ne connais pas d'exercice plus salutaire que le *jeu de billard*. Il occupe le système musculaire sans pourtant occasionner de fatigue. L'homme qui s'y livre, marche, se penche, exécute des mouvements des bras qui se communiquent au tronc, et en même temps son esprit trouve des stimulants. Il imagine des combinaisons, se déride à la vue d'un coup habile ou heureux, anime la conversation par ses saillies, passe une heure dans une société agréable, et la digestion se trouve faite.

La *gymnastique* raisonnée est devenue, de nos jours un modificateur hygiénique et médical d'une grande puissance, dont ne doit être privé aucun établissement hydro-minéral destiné au traitement des enfants débiles et des femmes atteintes de névroses ou chlorotiques.

Dans tous les cas, lorsque l'estomac est occupé à la digestion, il doit être le siége d'une réaction suffisante, et aucun organe, aucun système ne doit dériver à son profit le sang, le calorique, l'influx nerveux dont le viscère gastrique a le plus grand besoin pour accomplir ses fonctions. C'est pourquoi on ne devra se livrer, après le repas, ni à un travail d'esprit trop sérieux, ni à des mouvements trop violents. Il en est de même pendant la matinée consacrée au traitement; toutefois, l'exercice musculaire est recommandé, dans ce dernier cas, dans le but de s'opposer au refroidissement qui est favorisé par l'ingestion d'une assez grande quantité d'eau froide, et par ses effets hyposthénisants, et par l'évaporation cutanée si active à la sortie du bain et de la douche.

Pendant la journée, les buts de promenade sont aussi variés que gracieux, et à la portée de la plupart des malades, qui ne peuvent que graduellement prolonger leurs excursions.

Pour les ingambes et les valides, l'équitation offre une ressource des plus précieuses. Employée d'abord par agrément ou par nécessité, elle devint plus tard un moyen thérapeutique énergique entre les mains de praticiens éminents, de Sydenham, entre autres, et une panacée universelle aux yeux de Benvenuti.

Les effets produits par l'équitation dépendent : de la conformation du cheval, du terrain sur lequel il marche, mais surtout de son allure.

La marche au pas est douce et agréable, on peut l'accélérer à volonté, et elle réussit à beaucoup de personnes qui montent à cheval.

Le trot, par les ébranlements successifs et violents qu'il communique au tronc, quoiqu'on puisse en diminuer l'effet en pratiquant la méthode de trot dit *trot à l'anglaise*, est nuisible dans les affections chroniques du ventre, des poumons et du cœur.

Le galop, en raison de sa rapidité, détermine l'accélération du pouls, la gêne de la respiration, et provoque une sueur abondante.

L'exercice du cheval est un excellent stimulant des voies digestives, à la condition de ne pas aller à une allure vive immédiatement après le repas.

Les effets toniques de l'équitation sont incontestables : elle réussit chez les individus à constitution faible et délicate, de même que chez les lymphatiques. Cet exercice hâte la puberté, modifie avantageusement la surexcitabilité nerveuse, contribue au développement et à la vigueur des muscles, procure une distraction agréable, sans fatigue, qui rompt la monotonie de la vie sédentaire, stimule l'appétit et ranime la langueur des fonctions génitales; il opère sur les organes internes une révolution utile et agit heureusement, par le secours des émotions, sur le moral et l'intellect.

Les plaisirs de la *danse* viennent, eux aussi, apporter de la diversion dans la vie calme et régulière des eaux, mais il ne faut pas que la soirée fasse une brèche trop profonde dans la nuit. Le sommeil doit être suffisant pour être réparateur; il ne faut pas oublier que la matinée du lendemain réclame tous les instants du malade.

Le moral est profondément impressionné par la danse. « Elle est, pour la jeunesse des deux sexes, une sorte de conflit autorisé, où l'âme s'inspire de vagues instincts, où s'exaltent tous les penchants qui entraînent la nature de l'homme à la sociabilité. Sous l'aiguillon de l'amour-propre et de l'émulation des sens, non moins que par la direction des actes musculaires, le corps se redresse avec plus de grâce, de ressort et d'agilité. L'influence physique et morale de la danse est une ressource thérapeutique pour provoquer la menstruation en retard et pour en combattre les irrégularités ; mais elle est pleine de périls d'un autre genre ; trop répétée, elle surexcite les organes de la circulation si mobile, si irritable chez la jeune fille à peine pubère, et la crainte d'être privée d'une jouissance favorite fait taire la douleur, signal d'une lésion grave qui débute et qui s'installe sous le prestige d'une pâleur intéressante et sous les coquettes splendeurs de la mode. » (M. Lévy.)

Aux eaux comme dans le grand monde, pendant comme après le bal, votre plus grand ennemi, jeunes filles, ce sont les refroidissements.

Le soir, le sommeil qui équilibre les fonctions, laissera les influences de la journée se combiner, et ramènera pour le lendemain les organes dans des conditions favorables à la reprise du traitement ; aussi est-il essentiel que la veillée ne soit pas prolongée outre mesure. Dix heures est le terme raisonnable que nous conseillons aux malades de ne pas dépasser, car à cinq heures ou cinq heures et demie ils devront retourner aux sources.

En général sept à huit heures de sommeil sont nécessaires aux convalescents surtout, pendant le traitement par les eaux, qui avec l'exercice, ne laisse pas que de fatiguer le système nerveux des organisations affaiblies.

« Et quia omne balneum corpus aliqualiter alterat et » resolvit, omnibus consulerem, per tempus hoc, coïtum » fore demittendum : quapropter forte non erit inutile » uxores suas domi relinquere. » (Mathieu Bendinelli.)

Nous insistons d'autant plus volontiers sur cette recommandation qu'elle doit faire loi pour tous les malades que la goutte ou une affection des organes génito-urinaires attire à Vittel.

Nous ne terminerons pas cette étude sans parler de l'hygiène du moral.

« Toutes les fonctions, tous les organes subissent l'em- » pire des vicissitudes de l'âme ; l'influence morale con- » serve et détruit, guérit et tue. Fernel, Racine, Fontanes,

» Fourcroy, Dupuytren, ont succombé à sa mortelle
» atteinte. » (M. Lévy.)

« Quand vous arriverez aux eaux minérales, dit Alibert,
» faites comme si vous entriez dans le temple d'Esculape ;
» laissez à la porte toutes les passions qui ont agité votre
» âme, toutes les affaires qui ont si longtemps tourmenté
» votre esprit. »

Les malades sont chaque jour témoins des profondes
influences du moral sur le physique sans oser se l'avouer,
car ils trouvent plus facile de se laisser aller au courant
de leurs humeurs noires que de lutter contre un ennemi
souvent puissant, mais qu'il est toujours possible de
vaincre, grâce surtout à la vie de société.

Nous avons vu que les malades qui guérissaient le
mieux et le plus vite devaient en partie cet heureux résultat à leur bon moral.

Le malade doit autant que possible s'abstraire de son
mal. Il s'attachera à chasser les idées tristes ; pour y parvenir, il choisira sa société, il évitera les buveurs chez
lesquels il trouverait des analogies de souffrance et avec
qui s'engageraient des conversations médicales pour le
moins inutiles. Parler de son mal avec celui qui l'éprouve
est souvent un grand bonheur, mais, qu'on ne s'y trompe
pas, l'esprit recherche toujours, dans ces consolations
mutuelles, un aliment à sa tristesse.

Que les malades soient bien convaincus de l'importance
du traitement qu'ils vont commencer aux eaux, et l'espé-
rance renaîtra. Il n'existe certainement pas de médication
plus ancienne et qui ait opéré des cures plus inattendues.

Nous insisterons pour que, rentrés chez eux, ils aient
la patience d'attendre quelque temps avant de désespérer.
Une fois la cure achevée, on ne se remettra pas immédiatement à un travail trop assidu ou trop fatiguant, on ne
rentrera dans la vie active que graduellement et en raison
de ses forces.

A moins de circonstances particulières, on ne doit pas
commencer un nouveau traitement immédiatement après

qu'on aura quitté les eaux; on devra laisser aux effets consécutifs le temps de se développer.

Le séjour aux eaux est considéré comme un temps de repos, de promenades, de plaisirs; cependant, il est un organe qui ne se contente pas exclusivement de ces distractions physiques : le cerveau, chez l'homme instruit, chez l'homme surtout qui exerce une profession intellectuelle, dans laquelle l'imagination est en jeu, réclame aussi son exercice, que nous lui permettons, mais dans la limite d'une simple distraction. L'habitude du travail est la plus exigeante, ne l'oublions donc pas quand il s'agit de soigner un corps sur lequel le moral a une prise si directe et si incontestable.

CHAPITRE XVI.

CONCLUSIONS GÉNÉRALES.

Il résulte des observations que j'ai citées dans ce travail et de l'analyse que j'ai faite des principaux symptômes des maladies, en signalant pour chacune d'elles l'efficacité des eaux minérales de Vittel, qu'on peut accorder toute confiance à leur emploi dans les maladies variées :

1o
De l'appareil digestif et annexes.
- Dyspepsie.
- Maladies de l'intestin.
- Constipation.
- Maladies du foie.
- Calculs biliaires.
- Engorgements abdominaux.

2o
De la circulation.
- Anémie.
- Chloro-anémie.
- Faiblesse constitutionnelle.

3o
De l'appareil génito-urinaire.
- Gravelles
  - Urique.
  - Phosphatique.
  - Oxalique, etc.
- Calculs vésicaux après l'opération.
- Cystite chronique et catarrhe vésical.
- Prostatite.
- Rétrécissements du canal, etc., etc.
- Albuminurie.

4º
Dans les affections } Goutte dans ses diverses formes.
goutteuses.
5º
Dans les maladies } Maladies de la peau.
du système cutané.

Si je ne mentionne pas ici les maladies de l'utérus, c'est que je réserve ce chapitre important pour une prochaine publication.

Le chiffre réel des buveurs ayant fréquenté l'établissement de Vittel, se répartit de la manière suivante :

En 1858, 80.
En 1859, 132.
En 1860, 454.
En 1861, 210.

FIN.

TABLE DES MATIÈRES.

FIN DE LA TABLE.

Typ. et Stér. HUMBERT. — Mirecourt.